ZEITSCHRIFT FÜR ANGEWANDTE ANATOMIE UND KONSTITUTIONSLEHRE

HERAUSGEGEBEN UNTER MITWIRKUNG VON

F. CHVOSTEK **F. MARTIUS**
WIEN ROSTOCK

VON

J. TANDLER
WIEN

SONDERABDRUCK AUS BAND VII, HEFT 1/2

MARIE KRIEGER:
ÜBER DIE ATROPHIE DER MENSCHLICHEN ORGANE BEI INANITION

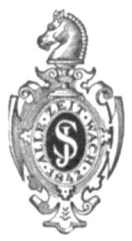

Springer-Verlag Berlin Heidelberg GmbH

1920

ISBN 978-3-662-22937-8   ISBN 978-3-662-24879-9 (eBook)
DOI 10.1007/978-3-662-24879-9

Die Zeitschrift für angewandte Anatomie und Konstitutionslehre erscheint in zwanglosen, einzeln berechneten Heften, die zu Bänden wechselnden Umfangs vereinigt werden.

Die einlaufenden zur Publikation angenommenen Arbeiten gelangen der Reihe nach so schnell wie irgend möglich zur Veröffentlichung. Abbildungen im Text und auf Tafeln, deren Beigabe den Herausgebern nötig oder wünschenswert erscheint, werden ohne Kosten für den Autor reproduziert.

Das Honorar beträgt M. 40.— für den 16 seitigen Druckbogen; bis 60 Separata jeder Arbeit werden unentgeltlich geliefert.

Manuskriptsendungen werden erbeten an

Herrn Professor Dr. J. Tandler, Wien IX, Anatomie

Verlagsbuchhandlung Julius Springer,
Berlin W 9, Linkstr. 23/24.

Verlag von Julius Springer in Berlin W 9

Nach soeben beendetem Nachdruck ist wieder lieferbar:

Verjüngung
durch experimentelle Neubelebung der alternden Pubertätsdrüse

Von

Dr. med. et phil. h. c. E. Steinach
o. ö. Universitäts-Professor und Vorstand an der Biologischen Versuchsanstalt der Akademie der Wissenschaften in Wien

Mit 7 Textabbildungen und 11 Tafeln

Preis M. 28.—

Zu beziehen durch jede Buchhandlung

---

7. Band	**Inhaltsverzeichnis**	1./2. Heft
		Seite

von Recklinghausen, Heinrich. Gliedermechanische Anatomie der Muskeln. (Mit 3 Textabbildungen) 1

Thomas, Hans. Zur Frage der angeborenen Nierenverlagerung. (Mit 5 Textabbildungen) 37

Hedinger, E. Über Wucherung der Leydigschen Zwischenzellen bei Chorionepitheliom des Hodens. (Mit 1 Textabbildung) 55

Gottlieb, Kurt. Zur pathologischen Anatomie und Pathogenese der Dystrophia adiposo-genitalis. (Mit 5 Textabbildungen) 60

Krieger, Marie. Über die Atrophie der menschlichen Organe bei Inanition . . 87

Über die Atrophie der menschlichen Organe bei Inanition.

Von

Marie Krieger.

(Aus dem Pathologischen Institut der Universität Jena [Direktor: Professor Dr. Rössle.)

(Eingegangen am 10. Juni 1920.)

Der Zweck dieser Untersuchung ist der, einen kleinen Beitrag zu liefern zu der Frage der Anteilnahme der verschiedenen Organe an der allgemeinen Atrophie bei Zuständen hochgradiger Abzehrung. Die Angaben aus der menschlichen Pathologie über den Gewichtsverlust der Organe bei allgemeiner Abzehrung sind spärlich, besonders gilt dies natürlich für die komplette Inanition. Ein von Stschastny beschriebener und sowohl von Mönckeberg wie Mühlmann angeführter Fall betrifft einen Geisteskranken, der im religiösen Wahnsinn 33 Tage hungerte und nach seinem Tode zur Sektion kam. Leider habe ich Angaben über die Organgewichte nicht finden können, doch wird bei Besprechung der einzelnen Organe öfters von dem Befunde die Rede sein. Das große Interesse, welches das Verhalten des Organismus bei Inanition von jeher geweckt hat, führte zu einer Reihe von Stoffwechsel-Versuchen, die eine Menge interessanter Ergebnisse brachten, dazu gehören das 10 tägige Fasten Cettis, der von Senator und Müller beobachtet wurde und vor allem das 30 Tage dauernde Fasten des Hungerkünstlers Succi, welches von einer größeren Anzahl Beobachter unter der Leitung Lucianis genau in allen seinen Wirkungen studiert wurde. Außerdem sind zahlreiche Tierversuche über Inanition ausgeführt worden. Als erster war es Chossat, der schon im Jahre 1843 Ergebnisse aus Untersuchungen an 10 Taubenpaaren veröffentlichte. Nach ihm sind gleiche Versuche von vielen Forschern unternommen worden, die bekanntesten sind die Voits und Sedelmaiers an Katzen und Kumagawas am Hunde. Sedelmaier hat den Gewichtsverlust für zwei Versuche angegeben, die 28 bzw. 35 Tage dauerten. Die Ergebnisse dieser Untersuchungen werden bei Besprechung der einzelnen Organe öfters angeführt werden. Sehr reichhaltig ist die russische Literatur über die Pathologie des Hungerns. Die Angaben darüber habe ich einem ausführlichen Referat Mühlmanns entnommen. Für die menschliche Pathologie von größerer Bedeutung sind die Fälle relativer Inanition. Ein prinzipieller Unterschied gegenüber absoluter Inanition besteht nicht, doch sind, was besonders die histologische Untersuchung zeigt, die Veränderungen an den Organen schwerer, da ihre Intensität der Dauer des Hungers proportional ist. Die reinsten Fälle relativer Inanition werden bei abstinenten Geisteskranken, Verengerung der Speiseröhre und dadurch erschwerter Nahrungszufuhr und bei chronischer Erkrankung des Verdauungsapparates mit verminderter Resorption gefunden.

Mir standen Fälle kompletter Inanition nicht zur Verfügung. Dagegen habe ich in eine Gruppe die Fälle vereint, wo eine hochgradige allgemeine Abzehrung und Atrophie ohne chronische Organerkrankung vorlag. Es sind alles Geisteskranke und es ist sicher kein Zufall, daß fast alle Fälle aus dem Jahre 1917 stammen. Damals setzte eine hochgradige Lebensmittelknappheit ein und es ist bekannt, daß mit der strengen Rationierung gerade unter den Insassen der Irrenhäuser eine vermehrte Sterblichkeit auftrat. Man darf wohl annehmen, daß der Grund dafür in einer Unterernährung zu suchen ist. Eine zweite Gruppe, die ich ebenfalls zur relativen Inanition rechnen möchte, sind die Fälle chronischer Ruhr. Die hierbei angetroffene schwere Abzehrung, verbunden mit hochgradiger Atrophie der Organe, ohne andere Degenerationen, entspricht ganz dem Bilde der Inanition. Da neben der Dickdarmerkrankung fast immer ein chronischer Magen-Dünndarmkatarrh besteht, ist die Resorption der Nahrung unzweifelhaft gestört, während andererseits die starke Wundabsonderung und die Durchfälle dem Körper viel Material entziehen. Es muß dadurch zu einem schweren Defizit zwischen Einnahme und Ausgabe und damit zu einem chronischen Hungerzustande kommen. Inwieweit die Beteiligung der einzelnen Organe an der Atrophie die Annahme eines Hungerzustandes für diese Gruppen bestätigt, davon wird noch die Rede sein. Für die beiden ersten Gruppen finden sich am Schlusse der Arbeit die ausführlichen Diagnosen und eine Berechnung der Gewichtsverluste der Organe jedes einzelnen Falles.

Eine dritte Gruppe bilden die Fälle von Abzehrung bei bösartigen Geschwülsten. Bei einem großen Teil derselben handelt es sich um Speiseröhren- oder Magenkrebs, wo der gestörten Nahrungsaufnahme bzw. Nahrungsverwertung ein wesentlicher Anteil bei der Entstehung der Abzehrung zukommt. Doch kommt hierbei neben anderen Momenten als wichtigstes noch eine Selbstvergiftung des Körpers hinzu, so daß ein Bild entsteht, das teils einem extremen Hungerzustand, teils einer chronischen Vergiftung gleicht, es handelt sich also um Inanition plus Intoxikation. Da aber im Endstadium der Inanition toxische Momente ebenfalls eine Rolle spielen, so kommt es, daß der anatomische Befund auch hinsichtlich der histologischen Untersuchung bei der Geschwulstkachexie nicht wesentlich von dem der reinen Inanition abweicht.

Bei den folgenden Gruppen dagegen, nämlich allgemeiner Abzehrung bei chronischer Allgemeininfektion und Tuberkulose wird durch die infolge der infektiösen Prozesse auftretende Degeneration in den verschiedenen Organen das Bild stark beeinflußt. Recklinghausen ist der Meinung, daß auch die febrile Atrophie eine Folge von verminderter Nahrungsaufnahme sei. Nach anderen, z. B. Cesaris Demel, spielt die Wirkung der toxischen Stoffe auch für die Atrophie die Hauptrolle. Es gelang ihm durch Injektionen toxischer Filtrate von Bakterienkulturen Marasmus zu erzeugen.

Über die Anteilnahme der verschiedenen Organe an der Atrophie bei konsumierenden Krankheiten habe ich im allgemeinen auch nur spärliche, zum Teil widersprechende Angaben gefunden.

In der letzten Gruppe sind Fälle hochgradiger Abzehrung im Alter (60—80 Jahre) zusammengefaßt. Eine Trennung nach den verschiedenen Ursachen der Abmagerung ist hierbei nicht erfolgt. Es sollte nur untersucht werden, ob auch im Alter der Einfluß der allgemeinen Abzehrung auf die einzelnen Organe annähernd der gleiche ist, wie im mittleren Lebensalter.

Die 125 Fälle extremer Abzehrung sind dem Material des Pathologischen Instituts zu Jena entnommen und stammen aus den Jahren 1915/19; der größere Teil gehört dem Soldatenmaterial dieser Jahre an. Es wurden die Fälle herangezogen, die in der Diagnose die Bezeichnung „hochgradige Abzehrung" enthielten, außerdem Fälle, bei denen ein Vergleich zwischen Körpergewicht und Körperlänge auf eine Abnahme von 25 kg und mehr schließen ließ.

Für eine Reihe Organe: Pankreas, Schilddrüse, Nebenniere, Hoden, Hypophyse sind nur bei den Soldaten Gewichtsbestimmungen ausgeführt worden. Zur Ergänzung sind für die übrigen Fälle die Größenangaben, soweit vorhanden, den Tabellen beigefügt.

Wenn in einzelnen Gruppen wenig Fälle vorhanden sind, so liegt das zum Teil in der Natur der Sache, zum Teil aber an der starken kritischen Sichtung, die mir für die Gewinnung möglichst reinen Gruppenmaterials notwendig erschien.

Die Verteilung der Fälle auf die einzelnen Gruppen ist, wie zu erwarten, sehr ungleich. Die Gruppe der Inanition ohne chronische Organerkrankung umfaßt 11 Fälle, 6 Männer und 5 Weiber. Gerade für diese Gruppe, welche die Inanition am reinsten darstellt, glaubte ich auf die Fälle weiblicher Individuen nicht verzichten zu dürfen, da das Material auch einschließlich dieser Fälle noch gering ist. Im übrigen handelt es sich aber nur um Männer. Die Anzahl der Fälle extremer Abmagerung bei Weibern war für einige Gruppen (chronische Ruhr und Allgemeininfektion) sehr gering, außerdem konnte, wie später noch ausführlich besprochen wird, die für die Männer zugrunde gelegte

Berechnung der normalen Organgewichte für Weiber nicht immer angewendet werden, wodurch die Einheitlichkeit der Berechnung und dadurch die allgemeine Beurteilung des Gewichtsverlustes beeinträchtigt wird. Die Gruppe chronische Ruhr umfaßt 7 Fälle; bei den bösartigen Geschwülsten liegen 27, bei der chronischen Allgemeininfektion 31, bei der Tuberkulose 40 und bei der Altersgruppe 19 Fälle vor.

Außer den Übersichtstabellen ist für jedes Organ eine besondere Tabelle zusammengestellt worden, die für die einzelnen Gruppen das berechnete Normalgewicht bzw. allgemeine Durchschnittsgewicht, die absolute und prozentuale Gewichtsabnahme und das gefundene relative Gewicht im Verhältnis zum Körpergewicht enthält. Aus letzterer Angabe ist das Verhältnis der Organabnahme im Vergleich zur Körpergewichtsabnahme ersichtlich.

Über die Art der Berechnung ist folgendes zu sagen:

Um die Abnahme eines Organes zu bestimmen, muß man wissen, was es vor Einsetzen der Schädlichkeit gewogen hat. Darin liegt die Schwierigkeit für die menschliche Pathologie. Im Tierexperiment geht man so vor, daß man von Tieren gleichen Alters und gleichen Gewichtes die einen tötet und die Organgewichte bestimmt, die anderen verhungern läßt und durch den Vergleich mit den bei ihnen gefundenen Gewichten den Verlust feststellt. Auf individuelle Schwankungen im Gewichte der einzelnen Organe, die nicht unbeträchtlich sein sollen, kann dabei allerdings keine Rücksicht genommen werden. Bei Menschen ist es das Nächstliegende, einfach das allgemeine Durchschnittsgewicht der Organe für die betreffende Alters- und Größenklasse heranzuziehen, zum Teil ist das auch geschehen. Die Resultate würden aber viel einwandfreier sein, wenn das Körpergewicht des betreffenden Individuums bei normalem Ernährungszustande bekannt wäre und die Organgewichte auf Grund ihres bekannten Verhältnisses zum Körpergewicht daraus berechnet werden könnten. Hier setzt nun die Schwierigkeit ein: Für die Berechnung des Normalgewichtes steht nur die Körperlänge zur Verfügung. Eine genaue Abhängigkeit des Gewichtes von der Länge für einen normalen Ernährungszustand ist aber noch nicht gefunden. Es existieren verschiedene Formeln. Eine ziemlich bekannte Regel, die von Allaire und Robert herrührt, verlangt, daß man so viel Kilogramm schwer sei, als man Zentimeter über 100 groß ist. Bernhardt gibt an, daß

$$P = \frac{H \cdot C}{240}$$

P = Gewicht, H = Höhe, C = mittlerer Brustumfang.

Livi betont, daß es falsch sei, Länge und Gewicht in direkte Proportion zu setzen, da man ein kubisches Maß nicht in Parallele mit einem Längenmaß setzen darf. Er ermittelt den „Indice pondéral" indem er (nach einem Referate in Schmidts Jahrbüchern) bestimmt „das Verhältnis des hundertfachen Radius eines Zylinders, dessen Höhe gleich wäre der Größe des Individuums und dessen Volumen gleich wäre einem Volumen Wasser vom Gewichte desselben zu seiner Körperlänge".

Ausgehend von dem Gewichte von Statuen von Menschen, bei denen er eine Höhe von 10 cm und eine solche von 20 cm Höhe vergleicht, und findet, daß die letztere 8 mal schwerer ist, kommt Gärtner dazu, die menschlichen Körper als geometrisch ähnliche Figuren aufzufassen und berechnet daraus, daß die Gewichte sich verhalten müssen wie die 3. Potenz der Höhe. Damit diese Formel praktisch verwertbar wird, muß er eine willkürliche, aber „auf Grund zahlreicher Beobachtungen aufgestellte" Annahme machen, daß nämlich ein normal genährter Mann von 170 cm 70 kg eine Frau von 165 cm 60 kg wiege. Er gibt an, daß die Erfahrungen an 2000 Menschen sich mit dieser Regel decken. Es ist klar, daß diese Formel nicht ideal ist. Nach Oeder, der sie scharf kritisiert, ist es vor allem wichtig, bei derartigen Berechnungen nicht die einfache Länge, sondern die „proportionierte" Länge einzusetzen, wobei Rücksicht auf das Verhältnis zwischen Rumpf und Extremitäten genommen wird. Da aber bei dem Sektionsmaterial nur die einfache Länge gemessen wird, kann ich natürlich eine Formel, die andere Maße verlangt, nicht benutzen, und habe mich daher an die Gärtnersche Berechnung gehalten. Sie stimmt für die mittleren Größen im allgemeinen auch mit den Oederschen Durchschnittsgewichten überein, für die niedrigen Längenmaße scheint mir allerdings das Gewicht etwas zu gering zu sein, was besonders bei den weiblichen Individuen in Erscheinung tritt.

Auf Grund des so ermittelten Normalgewichtes und des für die verschiedenen Organe angegebenen prozentualen Gewichtes wurde versucht, das Gewicht, welches einem normalen Ernährungszustand entspricht, für Leber, Herz, Nieren, Pankreas und zum Teil auch für das Gehirn festzustellen. Für die Milz, Nebennieren, Schilddrüse, Hoden und Hypophyse wurden die statistisch gefundenen Durchschnittsgewichte herangezogen. Nähere Angaben über die Berechnung finden sich bei der Besprechung der einzelnen Organe. Hinsichtlich des Körpergewichtes ist zu bemerken, daß in einer Anzahl Fälle, es handelt sich um auswärtige Soldatensektionen, die Angabe des Gewichtes fehlt. Fälle mit allgemeiner Wassersucht und mit Amputationen wurden von der Berechnung ausgeschaltet.

Außer der letzten Gruppe gehören die Fälle dem Alter zwischen 18 und 50 Jahren an, die Fälle zwischen 50 und 60 sind ganz vereinzelt. Die Hauptmasse fällt, wie bei einem überwiegend aus Soldaten bestehendem Material natürlich ist, in das Alter zwischen 20 und 40 Jahren.

Der Gewichtsverlust, den der Körper erleidet, wenn seine Ausgaben nicht durch entsprechende Einnahmen ersetzt werden, kann eine bestimmte Grenze nicht überschreiten, ohne daß der Tod eintritt. Bei Tierversuchen hat sich für komplette Inanition ziemlich gleichmäßig für Warm- und Kaltblüter ergeben, daß diese Grenze etwa bei einem Verluste von 40% des ursprünglichen Körpergewichtes erreicht wird. Junge Tiere sterben schon nach 20% Gewichtsverlust. Unvollständiges Hungern kann bis zu einer Einbuße von 50% und mehr ertragen werden.

Aus der Tabelle ergibt sich, daß die durchschnittlichen Abnahmen des Körpergewichtes für die verschiedenen Gruppen 35,8—48% ausmachen. Unter den Einzelfällen der zwei ersten Gruppen finden sich Körpergewichtsabnahmen bis zu 55%.

Körpergewicht.

Abzehrung	Mittleres Alter	Körperlänge cm	Nach Gärtner berechnetes Normalgewicht kg	Gefundenes Gewicht kg	Absolute Gewichtsabnahme kg	Prozentuale Gewichtsabnahme %
I. Ohne chronische Organerkrankung	M. 30	163	61,7	36	25,7	41,6 } 38.8
	Fr. 29	155	49,8	31	18,8	37,7
II. Bei chronischer Ruhr	30	166	65,2	33,6	31,6	48,4
III. Bei bösartigen Geschwülsten . .	44	167	66,4	41,7	24,7	38
IV. Bei chronischer Allgemeininfekt. .	26	167	66,4	37	29,4	43,9
V. Bei Tuberkulose	28	166	65,2	37	28,2	43
VI. Bei verschiedenen Fällen im Alter .	67	167	66,4	42,6	23,6	35,8

Im folgenden werden die Organe einzeln besprochen werden.

Leber.

Das Lebergewicht des gesunden Erwachsenen im normalen Ernährungszustand habe ich zu 2,69% des Körpergewichtes berechnet. Diese Zahl ist das Mittel aus den bei Vierordt und Mühlmann für das mittlere Alter angegebenen relativen Gewichten. Die danach gefundenen Lebergewichte für den männlichen Erwachsenen betragen 1659—1786 g und entsprechen somit ungefähr dem von Rössle für ausgesuchtes Soldatenmaterial angegebenen Durchschnitts-Gewichte von 1772 g und bleiben unter den von Vierordt berechneten 1819 g. Diese Zahlen sind im Vergleich mit den von anderen Autoren in den Vierordtschen Tabellen angegebenen Mittelwerten 1145—1981 g (rohes Mittel 1579) verhältnismäßig hoch; doch ist zu bedenken, daß bei der Leber, die so außerordentlich gewichtslabil ist, die Art des Materials eine besonders große Rolle spielt und es sich sowohl bei meinen berechneten Werten wie bei den der zuerst angeführten Autoren um ausgesuchtes Material handelt, das Fälle von herabgesetztem Körpergewicht nicht enthält. Für die Gruppe weiblicher Individuen erhalte ich für die Leber, wenn ich das gleiche relative Gewicht zu Grunde lege, ein Normalgewicht von nur 1340 g, was im Vergleich zu den bei Vierordt angeführten Mittelwerten entschieden zu niedrig ist. Es scheint also das prozentuale Gewicht der Leber für geringeres Körpergewicht etwas höher zu sein. Angaben darüber fand ich nicht und habe daher für die weibliche Gruppe das bei Vierordt angegebene mittlere Gewicht von 1526 g genommen. Für die Altersgruppe sind zwei Vergleichsgewichte nebeneinandergestellt. Das eine Normalgewicht ist wie für die anderen Gruppen zu 2,69% des Körpergewichtes berechnet, die danach gefundene Gewichtsabnahme schließt also auch die senile Atrophie mit ein, während das zweite Vergleichsgewicht 1498 g dem mittleren Lebergewicht für ein Alter über 50 Jahre entspricht und die danach berechnete Gewichtsabnahme allein dem bestehenden Inanitionszustande zuzuschreiben ist.

Was die Auswahl der Fälle anbelangt, so sind diejenigen von der Berechnung ausgeschlossen, bei denen die pathologischen Veränderungen eine deutliche Gewichtsbeeinflussung bewirkt haben. Es handelt sich dabei hauptsächlich um kachektische Fettlebern.

Die Betrachtung der Tabelle zeigt, daß das Durchschnittsgewicht für die ersten zwei Gruppen unter 1000 bleibt und mit einer prozentualen Abnahme von über 40% sehr bedeutend ist. Es handelt sich bei diesen, dem reinen Inanitionszustand am nächsten stehenden Fällen mit Ausnahme eines Falles von Fettleber bei Ruhr (mit 1600 g bei der Berechnung nicht berücksichtigt) fast nur um Fälle reiner brauner Atrophie ohne andere Degenerationserscheinungen. Es finden sich in diesen Gruppen auch die niedrigsten Einzelgewichte mit 700 und 740 g für Männer und 680 g für Frauen. In mehreren Einzelfällen beträgt die Abnahme über 50%. Bei der Geschwulstkachexie ist die Abnahme etwas geringer, entspricht aber der Körpergewichtsabnahme, so daß das gefundene relative Gewicht sich gegenüber den vorher erwähnten Gruppen eher etwas erniedrigt. Die braune Pigmentierung ist hier sehr häufig, in 14 von 21 Fällen, erwähnt. Bei den fieberhaften Erkrankungen ist die Abnahme geringer, besonders im Vergleich zur Abnahme des Körpergewichtes, so daß ein hohes relatives Lebergewicht vorliegt. Die geringere Abnahme bei den fieberhaften Erkrankungen ist wohl kaum als eine geringere Beteiligung der Leber an der allgemeinen Atrophie aufzufassen, sondern, wie bei dem später zu besprechenden Verhalten der Nieren, verursacht durch die pathologischen Veränderungen infolge der Infektion, wie trübe Schwellung und fettige Degeneration, die das Bild der reinen Atrophie verwischen. Wenn auch die Fälle, wo dadurch eine deutliche Beeinflussung des Gewichtes im Sinne einer Erhöhung vorliegt, nicht mitberechnet wurden, so macht sich diese Einwirkung doch sicher auch bei den anderen Fällen, ohne vielleicht immer makroskopisch deutlich zu sein, geltend. Es findet sich somit die braune Atrophie, die bei den anderen Gruppen das Bild beherrscht, bei der Allgemeininfektion nur ganz vereinzelt, etwas häufiger bei der Tuberkulose. Auch im Einzelfall geht das Gewicht bei der chronischen Allgemeininfektion nicht unter 1000 g herunter, bei der Tuberkulose nur in zwei Fällen. Die Abnahme bei der Altersgruppe ist wieder beträchtlich, doch sind von den 38% Abnahme etwa 12% auf das im Alter überhaupt geringere Lebergewicht zu beziehen, wie der Vergleich mit dem mittleren Lebergewicht für ein Alter über 50 Jahren ergibt.

Leber.

Abzehrung	Zahl der Fälle	Normales Gew. 2,69% d. Körpergewichts g	Gefundenes Gewicht g	Absolute Gewichtsabnahme g	Prozentuale Gewichtsabnahme %	Relatives Gewicht im Verhältnis zum Körpergew. %
I. Ohne chronische Organerkrankung { M. 6		1659	941	718	43,2	2,6
10[1])		1592	921	671	42,1	2,75
Fr. 4		1526	902	624	40,9	2,91
II. Bei chronischer Ruhr	6	1754	991	763	43,5	2,95
III. Bei bösartigen Geschwülsten	21	1786	1198	587	32,8	2,87
IV. Bei chronischer Allgemeininfektion	15	1786	1284	501	28	3,47
V. Bei Tuberkulose	29	1754	1269	485	27,7	3,43
VI. Bei verschiedenen Fällen im Alter	17	1786	1097	689	38	2,51
		1498[2])		401	26	

Die häufige Angabe, daß die atrophischen Organe bei Inanitionszuständen blutarm seien, ist für die Leber nicht zutreffend. Sie ist im Gegenteil fast immer blutreich, auch bei stärkster Atrophie. Die gleiche Angabe findet sich übrigens für die Leber bei dem schon erwähnten Falle Stschastnys. Auch im Tierexperiment fiel Cesar Bianchi die starke Leberkongestion beim Verhungerungstode auf.

Daß die Leber zu den Organen gehört, die unter dem Einfluß all-

---

[1]) Die mittlere Zahlenreihe in der ersten Gruppe gibt die Mittelzahl für beide Geschlechter zusammen.

[2]) Mittleres Lebergewicht für ein Alter über 50 Jahre.

gemeiner Ernährungsstörungen die stärkste Gewichtseinbuße erfahren, darüber sind sich alle Autoren einig. Im Tierexperiment nimmt die Leber beim Hunger nach Chossat 52%, Voit 54%, Kumagawa 50% und Sedelmaier sogar 72% ab. Von allen Organen zeigt nur die Milz, in einigen Versuchen das Pankreas eine höhere Gewichtseinbuße. Mikroskopisch findet Morpurgo die Leberzellen bis zu 31% verkleinert, die Kerne nehmen nur geringen Anteil an der Atrophie.

Die starke Gewichtsabnahme der Leber ist zum Teil mit eine Folge davon, daß sie in gesunden Tagen wie die Muskeln als Depot dient, welches, sobald Mangel im Organismus eintritt, aufgezehrt wird. Nach Versuchen Lasarews im Tierexperiment sind es auch Leber und Muskeln, die gleich zu Beginn des Hungerns schon bei einer Gewichtsabnahme des Tieres von nur 10% eine starke Gewichtseinbuße erleiden.

Es möge noch erwähnt werden, daß die Abnahme der Leber in den Fällen allgemeiner Atrophie, die Prym beschreibt, verhältnismäßig gering ist und mit nur $1/8$ Gewichtsverlust der des Herzens bedeutend nachsteht. Der anatomische Befund entspricht dem der braunen Atrophie.

Im Tierexperiment wurde bei Inanition öfters eine starke Eindickung der Galle in der Gallenblase gefunden. Ich habe irgend ein konstantes Verhalten in der Beschaffenheit der Galle nicht feststellen können. Nach den Untersuchungen Lucianis an dem Hungerkünstler Succi geht auch während des Fastens die Absonderung der Galle ungestört vor sich.

Herz.

Die Angaben der verschiedenen Autoren über das Verhältnis des Herzgewichtes zum Körpergewicht zeigen im allgemeinen wenig Abweichung. Vierordt gibt Zahlen für das 20.—25. Jahr an, die sich zwischen 0,46 und 0,51 bewegen. Thoma findet bis zum 46. Lebensjahr 0,463, Mühlmann, der zum Teil das gleiche Material benutzt 0,48 und Wilhelm Müller für das 20.—50. Jahr ebenfalls 0,48. Die Zahlen der letzteren müssen, um für vorliegende Untersuchung benutzt werden zu können, erhöht werden, da die Herzen meines Materials mit der intraperikardialen Gefäßstrecke gewogen wurden, während Müller und nach seiner Angabe auch Thoma die Gefäße unmittelbar oberhalb der Klappen entfernten. Müller hat das Gewicht dieser Gefäßstrecke bestimmt. Es steigt im Alter und beträgt für die mittleren Lebensjahre etwa 8% des Herzgewichtes, was einer Erhöhung der Relativzahl um 0,03 entspricht. Die Zahlen Thomas und Müllers würden demnach 0,491 bzw. 0,51 betragen. Ich habe meiner Berechnung ein relatives Herzgewicht von 0,5% des Körpergewichtes zu Grunde gelegt, und zwar für beide Geschlechter, denn aus den Angaben Müllers ergibt sich für Weiber vom Alter und Gewicht meines Materials fast genau der gleiche Wert. Für das Alter zwischen 60 und 80 Jahren habe ich nach Mühlmann und Wilhelm Müller ein höheres relatives Gewicht 0,58 angenommen.

Herz:

Abzehrung	Zahl der Fälle	Normalgewicht 0.5% des Körpergewichts g	Gefundenes Gewicht g	Absolute Gewichtsabnahme g	Prozentuale Gewichtsabnahme %	Relatives Gewicht im Verhältnis zum Körpergewicht %
I. Ohne chronische Organerkrankung	M. 6	308	206	102	33	0,57
	11	278	182	96	34,7	0,538
	Fr. 5	249	158	91	36,5	0,509
II. Bei chronischer Ruhr	7	326	179,7	146,3	45	0,53
III. Bei bösartigen Geschwülsten	25	332	221,7	110,3	33,2	0,531
IV. Bei chronischer Allgemeininfektion	31	332	230	102	30,7	0,62
V. Bei Tuberkulose	39	326	223	103	31,9	0,6
VI. Bei verschiedenen Fällen im Alter	20	332	271	61	18,3	0,636
		385[1])	271	114	29,6	

Es ist noch zu bemerken, daß Müller und Thoma ihre Tabellen auf Grund von Herzgewichten aufgestellt haben, die sie nach Entfernung des perikardialen Fettpolsters gewonnen haben. Der Fehler, der sich daraus ergibt, daß die Herzen meines Materials mit dem perikardialen Fett gewogen wurden, wird dadurch verhältnismäßig gering, daß es sich nur um stark abgezehrte Individuen handelt, bei denen mit wenig Ausnahmen das Herzfett hochgradig geschwunden ist. Jedenfalls würde der Fehler bedeutend größer sein, wenn ich das von Müller berechnete relative Gewicht für das Bruttogewicht des Herzens einsetzen wollte, das z. B. für Männer zwischen 20 und 30 Jahren 0,58% des Körpergewichtes beträgt. Die Herzgewichte, die ich unter Benutzung eines relativen Gewichtes von 0,5% des Körpergewichtes finde, beziehen sich also auf normal ernährte, gesunde Individuen im Alter zwischen 18 und 50 Jahren und verstehen sich für das Herz mit der intraperikardialen Gefäßstrecke ohne das perikardiale Fettpolster. Sie bewegen sich für Männer zwischen 302 und 332 g, für Weiber finde ich 246 g. Ein Vergleich mit den bei Vierordt von verschiedenen Autoren angegebenen Durchschnittsgewichten des Herzens — für Männer gleichen Alters zwischen 275 und 367 g, für Weiber zwischen 220 und 310 g — zeigt, daß die gefundenen Werte etwa in der Mitte liegen, doch ist daran zu erinnern, daß die Art der Wägungen inbezug auf Fettpolster und große Gefäße durchaus keine einheitliche ist, woraus sich auch die

---

[1]) Zu 0,58% des Körpergewichtes berechnet.

großen Differenzen der angeführten Mittelwerte erklären. Rössle findet für ausgesuchtes Soldatenmaterial, d. h. Fälle, die bei unbeeinträchtigtem Körpergewicht plötzlich starben, 332 g. Es ist im vorliegenden Falle von besonderem Wert, daß sich diese Zahl mit der von mir berechneten ungefähr deckt, da meine Fälle, wie schon erwähnt, zum größten Teil dem gleichen Material entnommen sind und es sich bei meiner Berechnung auch sozusagen um ein ausgesuchtes Material handelt, da ihr ein normales Körpergewicht zu Grunde gelegt wird.

Zur Auswahl der Fälle ist zu bemerken, daß nur 5 bei der Berechnung weggelassen wurden: 2 hypoplastische Herzen bei Jugendlichen, je 1 Fall von konzentrischer Herzhypertrophie und hochgradiger trüber Schwellung und schließlich 1 Fall, wo das Herz mit Thromben gewogen wurde. Aus der Betrachtung der Tabelle geht hervor, daß eine bedeutende Abnahme des Herzgewichtes in allen Gruppen vorliegt und zwar ist sie mit Ausnahme des auffallend hohen Gewichtsverlustes bei chronischer Ruhr (45%) ziemlich gleichmäßig bei den verschiedenen Inanitionszuständen mit 30—36,5%. Die relativen Gewichte aber zeigen, daß die Abnahme der des Körpergewichtes auch bei chronischer Ruhr parallel geht. Nur für die fieberhaften Erkrankungen findet sich ein Ansteigen des relativen Gewichtes auf 0,6%. Man könnte für dieses Verhalten verschiedene Erklärungen heranziehen. Einmal wäre es möglich, daß, wie bei der Leber und der Niere, die infolge der Infektion auftretenden Degenerationen des Herzmuskels, die sich in trüber Schwellung, in seltenen Fällen auch in fettiger Entartung zeigen, das Herzgewicht verhältnismäßig erhöhen, oder es könnte auch eine Anpassung des Herzens an die vermehrte Arbeit im Fieber vorliegen. Schließlich wäre bei der chronischen Lungentuberkulose noch daran zu denken, daß das rechte Herz sich vergrößert infolge der Reduktion der Lungenblutbahn. Schon Peacock hat nämlich beobachtet, daß das Herzgewicht der Phthisiker bei Abzehrung nicht ganz so stark abnimmt, wie im Verlaufe anderer konsumierender Krankheiten und erklärt es mit einer relativen Hypertrophie des rechten Herzens, doch bliebe damit das Verhalten bei chronischer Allgemeininfektion unerklärt.

Unter Berücksichtigung der von fast allen Autoren angegebenen Zunahme des Herzens im Alter — ich berechnete es, wie schon erwähnt, zu 0,58% des Körpergewichtes — findet sich auch in dieser Gruppe ein Einfluß der allgemeinen Abzehrung mit einer Abnahme des Herzens von 29,6%. Die senile Atrophie soll sich nach W. Müller erst im 8. und 9. Dezennium geltend machen. Nach französischen Autoren soll, wenn keine pathologischen Zustände vorliegen, das Herz überhaupt keine senile Atrophie, sondern eine senile Hypertrophie aufweisen.

Nicht nur bei den Durchschnittszahlen, sondern auch bei den Einzelfällen zeigt sich die weitgehende Abhängigkeit des Herzgewichtes vom

Körpergewicht in dem Sinne, daß einem besonders niedrigen Körpergewicht auch fast immer ein sehr niedriges Herzgewicht entspricht. Dieses Verhalten findet sich bei keinem der anderen Organe mit annähernd der gleichen Regelmäßigkeit.

Was das makroskopische Verhalten anbelangt, so wird in den Gruppen, wo keine infektiösen Prozesse vorliegen (vereinzelt auch bei Tuberkulose) meist das charakteristische Bild der braunen Atrophie — die ausgeprägteste Braunfärbung bei der Geschwulstkachexie — angetroffen. Bei den fieberhaften Erkrankungen herrscht, wie zu erwarten, die trübe Entartung vor. Da, wie es Wilhelm Müller ausdrückt, die Masse des Perikardialfettes durch dieselben Ursachen bestimmt wird, wie die Masse des Körperfettes, so wird auch das Herzfett in den meisten Fällen bei der allgemeinen Abzehrung im Zustande gallertiger Atrophie angetroffen oder es ist auch völlig geschwunden. Doch ist in 9 Fällen das Vorhandensein des Herzfettes ausdrücklich hervorgehoben. Davon sind zwei Fälle erklärt, da sich dabei auch das Unterhautfettgewebe noch in ziemlich dicker Schicht vorfindet. Unter den anderen Fällen ist einer besonders auffällig, wo bei äußerster Abzehrung, Netz sehr mager, das nur 184 g schwere Herz noch das Fettpolster zeigt. Nach W. Müller ist das Mißverhältnis zwischen Herzfett und Körperfett sehr selten, eigentlich nur ,,bei marastischen Formen des Lungenemphysems und Volumenabnahme des Herzens", daher im höheren Greisenalter; doch kommt dies für die vorliegenden Fälle nicht in Betracht.

Die Atrophie des Herzens unter dem Einfluß stark zehrender Krankheiten, z. B. bei Carcinom, meist verbunden mit einer Braunfärbung des Myokards ist allgemein bekannt, überhaupt die große Abhängigkeit der Herzgröße vom Körpergewicht. Wilhelm Müller findet, daß das Herzgewicht bei Abzehrung allerdings nicht ganz in dem gleichen Grade wie das Körpergewicht sinkt, und erklärt dies durch eine vermehrte Arbeit infolge der verhältnismäßig größeren Körperoberfläche und der damit verbundenen vermehrten Wärmeabgabe. Über das Verhalten des Herzens beim reinen Inanitionszustand sind aber die Meinungen geteilt und man trifft sehr häufig auf die Angabe, daß neben dem Gehirn auch das Herz bei der Inanitionsatrophie kaum einen Gewichtsverlust erleide. Im Tierexperiment finden sich darüber folgende Angaben: Chossat 45%, Voit 3%, Kumagawa 16%, Sedelmaier I 55%, II 44%. Diese Ergebnisse sind also in der Tat widersprechend. Meiner Meinung nach lassen aber auch sie eher den Schluß auf eine starke Beteiligung des Herzens an der allgemeinen Atrophie zu. Die Angaben der russischen Autoren betreffen meist die histologische Veränderung des Myokards im Hunger. Die Resultate sind ebenfalls verschieden. Manassein meint, daß von allen Organen das Myokard im Hunger die stärkste Degeneration aufweist, während andere nur Verkleinerung der Fasern und Kerne finden. Aus der menschlichen Pathologie erwähnt Mönckeberg einen 39jährigen Geisteskranken, der infolge Nahrungsverweigerung starb. Das Herz zeigte mikroskopisch eine außerordentlich starke Atrophie der Myokardfasern, die Länge des Herzens betrug hinten gemessen 8,5 cm, die Breite vorn gemessen 5 cm, gegenüber einer durchschnittlichen Länge von 12—15 cm und Breite von 9—11 cm.

Wichtig sind ferner die Beobachtungen an den Hungerkünstlern Cetti und Succi. Senator und Müller fanden auch bei vorher gesunden Herzen während des Fastens Schwächung der Herzarbeit, matte Herztöne und rasche Atemnot bei jeder kräftigen Muskelleistung. Luciani beobachtete bei Succi, daß die Pulsfrequenz während der Ruhe streng in den physiologischen Grenzen blieb, aber schon bei geringen Bewegungen in viel höherem Grade als normal zunahm. Er konstatierte ferner eine fortschreitende Abnahme des Radialarterienpulses und schließt daraus auf eine stufenweise Abnahme der Herzarbeit vom ersten bis zum letzten Tage des Fastens. Betreffend der perkutorisch bestimmten Herzzone beim Beginn und beim Schlusse der Fastenzeit weichen die Ergebnisse Lucianis und Senators voneinander ab. Senator fand bei Cetti keine wesentlichen Veränderungen, während bei Succi ein fortschreitendes Kleinerwerden der Zone festgestellt wurde, und zwar verkürzte sich die Länge um 2 cm und verschmälerte sich die Breite um 1,5 cm.

Prym beschreibt bei den mehrfach erwähnten Zuständen allgemeiner Atrophie, die er für einen Hungerzustand hält, das Herz als bräunlich oder braun-atrophisch, die Kranzgefäße geschlängelt, als Zeichen, daß das Herz früher größer war. Die relative Gewichtsabnahme mit $^1/_5$ steht zwischen Milz und Leber.

Die so häufig angeführte Ausnahmestellung des Herzens bei der allgemeinen Atrophie im Hunger gründet sich also in der Hauptsache auf das Ergebnis Voits, der im Tierexperiment einen Gewichtsverlust von nur 3% fand und dem die Ergebnisse mehrerer Forscher widersprechen. Andere Tatsachen, die diese Annahme stützen könnten, habe ich in der Literatur nicht gefunden. Dagegen sprechen fast alle Angaben, und auch die bei meinem Material gefundenen Resultate, für eine starke Beteiligung des Herzens an der allgemeinen Atrophie bei allen Arten von Inanitionszuständen. Es wird später im Zusammenhang mit der Sonderstellung des Gehirns noch einmal von dieser Frage die Rede sein.

Niere.

Das Nierengewicht des normal ernährten gesunden Erwachsenen wurde zu 0,48% des Körpergewichtes berechnet, eine Zahl, die das Mittel darstellt aus den bei Vierordt angegebenen relativen Gewichten für das Alter zwischen 20 und 25 Jahren. Bei Mühlmann finden sich höhere Werte und zwar 0,51 bis zum 40. Lebensjahr, doch gehen die danach berechneten Gewichte über die bei Vierordt von verschiedenen Autoren angegebenen Durchschnittszahlen beträchtlich hinaus, so daß ich mich an das niedrigere prozentuale Gewicht von 0,48 gehalten habe. Das danach berechnete Durchschnittsgewicht der Nieren bewegt sich bei Männern zwischen 296 und 318 g und liegt ungefähr in der Mitte der bei Vierordt von verschiedenen Autoren mit 244—323 g, von Thoma für das Alter zwischen 20 und 50 Jahren mit 309—328 g angegebenen Durchschnittswerte. Für die Frauen würde das so berechnete Gewicht 239 g niedriger sein als alle angegebenen Durchschnittswerte. Ich habe daher für diese Gruppe den Thomaschen Mittelwert 276 g eingesetzt.

Niere.

Abzehrung	Zahl der Fälle	Normalgewicht 0,48% des Körpergewichts g	Gefundenes Gewicht g	Absolute Gewichtsabnahme g	Prozentuale Gewichtsabnahme %	Relativgewicht im Verhältnis zum Körpergewicht %
I. Ohne chronische Organerkrankung	M. 6	296,2	183,5	112,7	38	0,509
	11	286	182,6	103,4	36	0,546
	Fr. 5	276	181,8	94,2	34	0,589
II. Bei chronischer Ruhr	7	312,9	183,5	129,4	41	0,546
III. Bei bösartigen Geschwülsten . . .	25	318,7	232	86,7	27,5	0,556
IV. Bei chronischer Allgemeininfektion .	31	318,7	268	50,7	15,5	0,724
V. Bei Tuberkulose .	39	312,9	257	55,9	17,6	0,71
VI. Bei verschiedenen Fällen im Alter .	20	318,7 276[1])	221,4	97,3 54,6	30,5 19,7	0,518

Wie bei allen Organen wurden auch bei Berechnung des mittleren Gewichtes der Nieren die Fälle ausgeschaltet, wo durch pathologische Veränderung eine Gewichtsbeeinflussung in solchem Grade vorliegt, daß dadurch das Gewicht über den allgemeinen Durchschnitt sich erhebt, weiter die Fälle hochgradiger anderer Veränderung, wie z. B. schwere tuberkulöse Erkrankung der Nieren; die Fälle mit Miliartuberkulose wurden dagegen mitgerechnet. Die Gewichtsveränderung durch den verschiedenen Blutgehalt konnte wegen der sehr häufigen Hyperämie nicht berücksichtigt werden.

Die gefundenen Werte zeigen, daß auch die Nieren bei der allgemeinen

[1]) Nierengewicht nach Thoma für das Alter zwischen 60 und 80 Jahren.

Abzehrung eine beträchtliche Atrophie aufweisen. Die Gewichtsabnahme ist am stärksten mit 41% bei der chronischen Ruhr, während die Abnahme in den Fällen ohne chronische Organerkrankung bei hochgradiger Abzehrung im Alter — hier ist die Altersatrophie inbegriffen — und bei der Geschwulstkachexie mit 31, 30 und 27,5% ungefähr gleich sind. Im großen Abstand folgt darauf die Gewichtsabnahme bei den fieberhaften Erkrankungen: chronische Allgemeininfektion und Tuberkulose mit 15,5 und 17,6%. Diese sehr viel geringere Gewichtsabnahme bei einem starken Verlust des Gesamtgewichtes ist zweifellos, wie bei der Leber, eine Folge davon, daß sich in diesen Gruppen Fälle einfacher Atrophie überhaupt nicht finden, sondern es sich durchgehend um pathologisch stark veränderte Nieren handelt. Die trübe Schwellung, die in einem Drittel der Fälle vorliegt, Ödem, Blutreichtum, z. B. bei Miliartuberkulose, sind aber alles Veränderungen, die durch eine verhältnismäßige Erhöhung des Nierengewichtes einer stärkeren Atrophie entgegenarbeiten.

In der Gruppe der Abzehrung im Alter macht sich eine Summierung des Gewichtsverlustes durch Hinzutreten der Altersatrophie vielleicht insofern bemerkbar, als das relative Nierengewicht mit 0,518 das geringste von allen Gruppen ist.

Während die durchschnittliche Abnahme des Nierengewichtes mit Ausnahme der fieberhaften Erkrankungen der Abnahme des Körpergewichtes ungefähr parallel geht — die relativen Gewichte bewegen sich zwischen 0,556 und 0,518 — zeigt sich bei Betrachtung der Einzelfälle, speziell in den drei ersten Gruppen, die uns hier am meisten interessieren, daß das Verhältnis im Einzelfalle weniger regelmäßig ist als beim Herzen.

Das niedrigste Einzelgewicht für beide Nieren ist bei Frauen 130 g, bei Männern 160 g, letzteres findet sich in den drei ersten Gruppen je einmal.

Was das makroskopische Verhalten anbelangt, so wurden die Degenerationen bei Tuberkulose und chronischer Allgemeininfektion schon erwähnt. Bei den Nieren im Alter findet sich zweimal eine feinkörnige Oberfläche, die für die senile Atrophie charakteristische Fettwucherung der Nierenkapsel nur in einem Falle. Die stark atrophischen Nieren zeichnen sich fast regelmäßig durch Blutreichtum aus, nur in zwei Fällen bei chronischer Ruhr werden sie als bleich bezeichnet. Über den Blutgehalt der Nieren bei Inanition finden sich in der Literatur widersprechende Angaben. Während Manassein und Mankowski im Tierexperiment im Hunger die Nieren blutarm fanden, erwähnt Cesar Bianchi eine leichte Nierenkongestion, und in der menschlichen Pathologie der Inanition werden die Nieren in dem schon erwähnten Falle von Stschastny als blutreich beschrieben.

Die Untersuchungen über die Atrophie der Nieren bei reiner Inanition haben nicht ganz einheitliche Resultate ergeben. Im Tierexperiment finden Chossat 32, Voit 26, Kumagawa 55, Sedelmaier 58, Cesar Bianchi kaum 15—20% Gewichtsabnahme und Manassein rechnet die Harnblase, das Gehirn und die Nieren zu den Organen, die am wenigsten bei der Inanition an Gewicht einbüßen. Mikroskopisch fand er alle Stadien der parenchymatösen Degeneration. Nach anderen Autoren sind die mikroskopischen Veränderungen direkt proportional der Dauer des Hungers. Es handelt sich immer um eine einfache, keine numerische Atrophie.

Bei Besprechung der verschiedenen Formen der Nierenatrophie sagt Schmauss, daß ebenso wie an anderen Organen auch an der Niere eine einfache Atrophie vorkommt, welche sich in Verkleinerung des Gesamtvolumens äußert. Sie findet sich als Teilerscheinung allgemeiner Atrophie bei kachektischen Erkrankungen bei Inanition und zum Teil auch bei der Altersatrophie. Aschoff erwähnt diese Formen nicht, sagt nur, daß unter der nicht entzündlichen Atrophie die Altersatrophie die häufigste sei. Interessant ist, daß Prym bei seinen Fällen allgemeiner Atrophie keine Gewichtsabnahme der Nieren fand, sondern ein Durchschnittsgewicht von 301 g. Auch bei der mikroskopischen Untersuchung fand er die Nieren niemals deutlich verändert. Dagegen sagt Oberndorfer, daß er bei der Ödemkrankheit die Nierengewichte ebenso wie die Herzgewichte bedeutend vermindert fand, dabei war die Harnausscheidung bei den Kranken offenbar infolge der reichlichen Wasseraufnahme meist über die Norm gesteigert. Die Nieren leisteten also vermehrte Arbeit. Erwähnt sei noch die Angabe Lucianis, der bei Succi während des Hungerns keine Störungen in der Sekretion der Nieren fand, vor allem im Urin keine Spur Eiweiß „zum deutlichen Beweis dafür, daß die Niere immer regelmäßig funktioniert und niemals eine erhebliche Störung durch Nahrungsmangel erfahren habe". Diese Beobachtung spricht gegen eine starke degenerative Veränderung. Eine einfache Atrophie ist damit aber wohl vereinbar, denn, wenn wie bekannt, eine Niere vollkommen genügt, die Arbeitsleistung zu bewältigen, so kann man sich auch vorstellen, daß bei weitgehender Atrophie keine erhebliche Funktionsstörung aufzutreten braucht.

Gehirn.

Systematische Gehirnwägungen sind sehr häufig ausgeführt worden, denn das Hirngewicht hat von jeher ein ganz besonderes Interesse schon mit Rücksicht auf die Frage der Beziehung zwischen Gewicht und Leistungsfähigkeit beansprucht. Trotz dieser zahlreichen und sorgfältigen Untersuchungen sind aber die Ansichten über die physiologischen Faktoren, die einen Einfluß auf das Hirngewicht haben, keineswegs einheitlich. Daß im Alter eine Atrophie des Gehirns auftritt, darüber sind sich fast alle Autoren einig, nur Weigner leugnet einen direkten Zusammenhang, auch daß das weibliche Hirngewicht bei gleicher Körperlänge ziemlich bedeutend geringer ist als das männliche, steht wohl fest. Eine Zusammenstellung der Ergebnisse verschiedener Untersucher über das Hirngewicht und seine Beziehungen findet sich bei Fritze, danach sind die Angaben über den Einfluß der Körperlänge und des Körpergewichtes auf das Hirngewicht sehr verschieden. Nach Bischoff unterliegt es keinem Zweifel, daß mit der Körperlänge im allgemeinen das Hirngewicht zunimmt. Aus einer Übersicht Marchands mit einer Einteilung in drei Größengruppen für Erwachsene geht deutlich ein gewisses Ansteigen des mittleren Hirngewichtes hervor, doch findet er bei Betrachtung der Mittelgewichte der einzelnen Körpergrößen, daß von einem regelmäßigen Anstieg nicht die Rede sein kann. Marshall spricht sich dagegen entschieden für bestimmte Beziehungen aus. Das relative Hirngewicht nimmt nach Tigges und ebenso Bischoff mit zunehmender Körperlänge ab. Auch Marshall teilt diese Ansicht, doch findet er im einzelnen kein bestimmtes Verhältnis. Auch nach Marchand ist das relative Hirngewicht im Verhältnis zur Körpergröße ein sehr inkonstanter Faktor. Die Faktoren Alter, Länge bzw. das aus der Körperlänge zu findende normale Körpergewicht, die ich der Berechnung des bei normalem Ernährungszustande zu erwartenden Hirngewichtes für mein Material zu Grunde legen könnte, um mit diesen Werten die gefundenen Hirngewichte zu vergleichen, unterliegen also in Bezug auf ihren Einfluß auf das Hirngewicht sehr verschiedener Beurteilung. Jedenfalls erscheint der Versuch, eine derartige Berechnung für den Einzelfall aufzustellen, ziemlich wertlos. Für die Mittelwerte in den einzelnen Gruppen habe ich nun verschiedene Berechnungen nebeneinander gestellt: Eine auf Grund der Tabelle von Marshall, der Alter und Länge berücksichtigt, eine zweite nach Bischoff, der das relative Hirngewicht für die verschiedenen Körpergewichte angibt (beide Tabellen finden sich bei Vierordt) und schließlich die nach drei Alters- und Größengruppen angegebenen Mittelwerte Marchands. Hier ist es von Interesse, daß der von Marchand für Männer zwischen 20 und 49 Jahren von einer Körpergröße von 161—170 cm angegebene Mittelwert von 1405 g mit dem von Rössle für 446 Soldatensektionen gefundenen zusammenfällt. Das Soldatenmaterial ist das gleiche, dem die weitaus größte Zahl meiner Fälle entnommen ist. Die Angaben anderer Autoren für das gleiche Alter sind etwas niedriger. Matiegka gibt 1362, Handmann 1357 und Weigner 1355 an.

Bei der Auswahl der Fälle habe ich Gewichtsbeeinflussung durch Blutgehalt und Ödem nicht berücksichtigt, außer in einem Falle, wo ich ein ödematöses Gehirn von auffallend hohem Gewicht, 1640 g,

Gehirn.

Abzehrung	Zahl der Fälle	Gefundenes Hirngewicht g	Gewicht nach Marshall (Alter und Länge berücksichtigt) g	Absolute Gewichtsdifferenz g	Prozentuale Gewichtsdifferenz %	Gewicht nach Bischoff (Körpergewicht berücksichtigt) g	Absolute Gewichtsdifferenz g	Prozentuale Gewichtsdifferenz %	Gewicht nach Marchand (Gr. 161 bis 170, Alt. 20 bis 49 J.) g	Absolute Gewichtsdifferenz g	Prozentuale Gewichtsdifferenz %
I. Ohne chronische Organerkrankung	M. 6 Fr. 4	1326 1216	1331 1218	5 2	0,37 0,16	1333 1140[1]	7 +76	0,52 +6,2	1405 1261	79 45	5,6] 4,6 3,6]
II. Bei chronischer Ruhr. .	5	1346	1360	14	1,02	1349	2	0,22	1405	59	4,1
III. Bei bösartigen Geschwülsten.	19	1357	1346	+11	+0,8	1374	17	1,2	1405	48	3,4
IV. Bei chronischer Allgemeininfektion	23	1365	1360	+5	+0,36	1374	9	0,65	1405	40	2,8
V. Bei Tuberkulose	25	1347	1350	2,5	0,18	1350	2,5	0,18	1405	57,5	4,0
VI. Bei verschiedenen Fällen im Alter	12	1328	1320	+8	+0,6	—	—	—	1405 1371	87 43	6,19 3,1

[1]) Sicher zu niedrig.

für die Berechnung ausschaltete. Ferner wurde noch ein „ungewöhnlich großes Gehirn", 1700 g und ein Fall von juveniler Paralyse weggelassen. Andere das Gewicht beeinflussende Veränderungen lagen nicht vor.

Die Betrachtung der Tabelle zeigt nun sofort, daß von einer stärkeren Beteiligung des Gehirns an der allgemeinen Atrophie nicht die Rede sein kann. Das geringste Durchschnittsgewicht mit 1326 g findet sich in der Gruppe der Abzehrung ohne chronische Organerkrankung. Dazu ist zu bemerken, daß die Fälle durchgehend Geisteskranke betreffen und ihr Hirngewicht, auch wenn es sich nicht um organische Hirnkrankheiten handelt, doch mit einer gewissen Vorsicht zu beurteilen ist. So gibt Matiegka an, daß durchschnittlich das Hirngewicht des Geisteskranken geringer ist. Er findet für ein Alter von 20 bis 59 Jahren für den geistesgesunden Mann 1361,9 g, für den geisteskranken 1300,4 g. Bei meinem Material ist in dieser Gruppe 3 mal eine Verschmälerung der Windungen erwähnt. Bei der Gruppe der Tuberkulose ist daran zu erinnern, daß Marchand, der in 23 von 503 Fällen, in denen die untere Grenze des normalen Hirngewichtes 1200 g nicht erreicht wurde, neben seniler Involution nur 6 jugendliche ausgewachsene Männer fand, die alle Phthisiker waren und „anscheinend in ihrer Entwicklung zurückgeblieben". Auch in meinem Material gehören die zwei jugendlichen Gehirne unter 1200 g in die Gruppe der Tuberkulösen. In der Altersgruppe fällt die starke Ungleichheit der Hirngewichte auf. Neben den niedrigen sind auch sehr hohe von 1600, 1500 und 1490 g vorhanden. Es kann bei der geringen Anzahl Zufall sein; jedenfalls zeigt sich, daß, wie die meisten Autoren auch angeben, die senile Atrophie starken individuellen Schwankungen unterliegt.

Die Tabelle zeigt nun, daß bei den Durchschnittsgewichten, die nach Marshall und Bischoff berechnet sind, die prozentualen Gewichtsdifferenzen gegenüber den Gehirnen bei Abzehrung zwischen +0,8 und —1,2 schwanken. Das nach Bischoff für weibliche Gehirne berechnete Mittel von 1140 g ist als sicher zu niedrig nicht zu berücksichtigen. Diese Gewichtsdifferenzen sind zu gering, um daraus auf eine Atrophie schließen zu können, zum Teil übertreffen sie ja sogar die Durchschnittswerte für den Gesunden. Dagegen könnte man aus dem Vergleich mit den Zahlen Marchands, die sich, wie schon erwähnt, mit den von Rössle für das Soldatenmaterial angegebenen decken, doch auf eine gewisse Beeinflussung durch die allgemeine Abzehrung schließen. Die prozentualen Abnahmen bewegen sich zwischen 2,8 und 5,6%, doch könnten, wie schon erwähnt für die erste Gruppe die nur Geisteskranke umfaßt, und für die Gruppe der Tuberkulose gerade für das Gehirn auch andere gewichtserniedrigende Einflüsse in Betracht kommen. Aber es fragt sich, ob überhaupt ein Untergewicht des Gehirns vorhanden ist. Man braucht die Marchandschen Werte nur durch die anderer Autoren, Handmann 1357, Weigner 1355 für Männer, 1228 für Frauen, zu ersetzen und es bleibt eine Gewichtsdifferenz, die evtl. Beachtung verdient, eigentlich nur für die Gruppe der Abzehrung ohne chronische Organerkrankung übrig, die, wegen des Materials wie gesagt eine besondere Beurteilung erheischt.

Über das makroskopische Verhalten der Gehirne ist noch zu erwähnen, daß sich verhältnismäßig häufig Ödem der Häute und des Gehirns findet. Wenn sich nun dadurch eine gewisse Gewichtserhöhung geltend machen könnte, dürfte diese dadurch die häufige Blutarmut des Gehirns wieder ausgeglichen werden. Jedenfalls glaube ich eine stärkere Gewichtsbeeinflussung durch diese Faktoren für mein Material nicht annehmen zu müssen. Es möge erwähnt werden, daß im Tierexperiment beim Hunger das Gehirn von allen Untersuchern als blaß und ödematös beschrieben wird. Ein Hydrocephalus ex vacuo, der sich bei stärkerer Atrophie einstellen müßte, findet sich nur einmal bei der Altersgruppe erwähnt. Die Kammern sind nur in 6 Fällen als etwas erweitert bezeichnet. Im übrigen ist sehr häufig besonders gesagt, daß sie nicht erweitert sind.

Es ist also nach den vorliegenden Ergebnissen überhaupt fraglich, ob man eine Beteiligung des Gehirns an der allgemeinen Abzehrung annehmen kann. Der Gewichtsverlust kann jedenfalls nur ein sehr geringfügiger sein und somit nimmt das Gehirn zweifellos gegenüber den anderen Organen eine Ausnahmestellung ein.

Diesem Ergebnis widerspricht eine Angabe Matiegkas, der dem Ernährungszustand einen Einfluß auf das Gehirngewicht einräumt. Er findet für das Alter zwischen 20 und 59 Jahren folgende Daten:

	Männer	Frauen
Schlechter Ernährungszustand	1324,2 g	1190,3 g
Mittlerer Ernährungszustand	1392 g	1208 g
Guter Ernährungszustand	1428,6 g	1261 g

Andere Autoren leugnen den Wert eines derartigen Vergleiches, da das Ergebnis völlig von der zufälligen Zusammensetzung des Materials abhängen müsse. Marchand betont ausdrücklich, daß auch nicht annähernd eine Übereinstimmung zwischen dem leichtesten Gehirn und dem geringsten Körpergewicht besteht.

Im Tierexperiment fanden fast alle Untersucher, daß das Gehirn nach einem lang dauernden Hunger trotz großer Veränderungen der übrigen Organe nicht oder kaum an Gewicht verliert. So beträgt die Gewichtsabnahme des Gehirns und des Rückenmarks beim Hungertode nach Chossat 2%, Voit 3%, Sedelmair 1,14%, nur Kumagawa fand beim Hunde 22%. Bibra beobachtete bei besonders darauf gerichteter Untersuchung, daß beim Kaninchen Gehirn und Rückenmark im Hunger nicht abnehme. Manassein gibt an, daß neben der Harnblase das Gehirn den geringsten Gewichtsverlust aufweist. Popow dagegen beobachtet atrophische und degenerative Zustände am Rückenmark und am Gehirn hungernder Tiere. Aus der menschlichen Pathologie sind die Angaben wieder sehr spärlich. Der schon oft erwähnte verhungerte Geisteskranke Stschastnys zeigt mikroskopisch geringere Veränderung am Gehirn als an den anderen Organen.

Ein besonderes Interesse wandte Luciani dieser Frage zu. Er gibt an, daß keiner der vielen Beobachter Succis während des langen Fastens finden konnte, daß der Hunger seine Geistestätigkeit in irgend einer Weise gestört, krankhaft erregt oder herabgesetzt habe. Auch bei besonders darauf gerichteter Untersuchung war keine stärkere Ermüdbarkeit zu konstatieren.

Angaben über eine Gewichtsverminderung des Gehirns bei konsumierenden Krankheiten habe ich nicht finden können. Neben der senilen Atrophie soll aber auch im Kindesalter bei der Pädatrophie das Gehirn beträchtlich atrophieren, so daß die Schädelkapsel relativ zu groß wird und die einzelnen Knochen sich übereinander schieben. Nach Recklinghausen ist die Pädatrophie hinsichtlich der Beteiligung der einzelnen Organe dem senilen Marasmus anzureihen. An der Tatsache, daß das Gehirn bei Zuständen allgemeiner Atrophie eine Sonderstellung einnimmt, kann nach allen Angaben nicht gezweifelt werden. Auch die Ergebnisse meiner Zusammenstellung sprechen dafür. Über dieses interessante Verhalten wird später bei der Besprechung der Organselektion noch die Rede sein.

Milz.

Nach Schridde lassen sich für die Milz keine bestimmten Gewichtsangaben machen. Sie scheint individuell sehr großen Schwankungen zu unterliegen. Im allgemeinen kann aber für den Erwachsenen 150 g als Mittel angesehen werden. Bei einem Gewicht über 200 g liegen sicher pathologische Veränderungen vor. Bei Vierordt finden sich Angaben von Durchschnittsgewichten von 115—298 g, als rohes Mittel 149 g. Vierordt selbst berechnet 163 g und nimmt ein relatives Gewicht von 0,25% an. Das Geschlecht scheint wenig Einfluß auf das Milzgewicht zu haben, doch sind die Angaben für Frauen sehr spärlich. Ich habe 150 g für beide Geschlechter als Mittelwert für den gesunden Erwachsenen genommen. Da das Milzgewicht durch Infektionskrankheiten so außerordentlich stark beeinflußt wird, habe ich für die chronische Allgemeininfektion und die Tuberkulose eine Berechnung ganz unterlassen, da hierbei fast durchweg Milzschwellung vorlag. In den anderen Gruppen sind die vereinzelt vorkommenden Fälle von Milzschwellung natürlich auch weggelassen, doch trifft man auch in Fällen, wo man eine starke Atrophie erwarten sollte, anscheinend unveränderte Milzgewichte, die bei der verhältnismäßig kleinen Anzahl der Fälle die Durchschnittswerte stark beeinflussen, so daß diese nicht so niedrig sind, wie man erwarten sollte. Einen besseren Eindruck erhält man bei Betrachtung der Einzelfälle, von denen eine ganze Anzahl Abnahmen zwischen 50 und 60% aufweisen. Die stärkste Abnahme zeigt die Gruppe von Abzehrung ohne chronische Organerkrankung mit einem Mittel von 80 g. Die Milz ist hier auch im Verhältnis zum Körpergewicht etwas zu klein, wie das relative Gewicht von 0,238% zeigt. Sehr deutlich macht sich der Einfluß der Altersatrophie geltend, da in dieser Gruppe bei einer Körpergewichtsabnahme von nur 36% die Milz im ganzen 48% abgenommen hat. Davon wären nach der Berechnung 36,5% allein auf die Altersatrophie zu beziehen. In dieser Gruppe findet sich auch das niedrigste Einzelgewicht mit 30 g bei einem 172 cm großen, 71 jährigen Mann mit Magenkrebs. Dieses Gewicht entspräche einer Abnahme von 80%.

Milz.

Abzehrung	Zahl der Fälle	Allgemeines Durchschnittsgewicht g	Gefundenes Gewicht g	Absolute Gewichtsabnahme g	Prozentuale Gewichtsabnahme %	Relatives Gewicht im Verhältnis zum Körpergew.[1] %
I. Ohne chronische Organerkrankung	8	150	80	70	46,6	0,235
II. Bei chronischer Ruhr	5	150	96	54	36	0,285
III. Bei bösartigen Geschwülsten	22	150	108,6	41,4	27,6	0,26
IV. Bei verschiedenen Fällen im Alter	14	150 123[2])	78	72 45	48 36,5	0,183

Neben der auffälligen Atrophie im Alter, wobei sich das Organ bis zu Walnußgröße verkleinern kann, wird nach Schridde auch bei chronischen Erkrankungen auf nicht infektiöser Grundlage, z. B. bei Carcinom des Magendarmkanales, die zu allgemeiner Kachexie führen, Atrophie beobachtet. Ebenso bei Pädatrophie. In dem schon öfters erwähnten Fall von dem verhungerten Geisteskranken war die Milz so klein, daß sie kaum zu finden war. Im Tierexperiment wird übereinstimmend die prozentuale Abnahme der Milz als die höchtse aller Organe angegeben. Chossat 71%, Voit 67%, Kumagawa 57%, Sedelmair 74 und 75%. Nach Cohnheim soll sie stets numerisch atrophieren. Morpurgo fand eine Verminderung der lymphatischen Elemente. Lasarew fand den stärksten Gewichtsverlust der Milz in der zweiten Hungerperiode, die er von einer Körpergewichtsabnahme von 10—20% berechnet. Er nimmt an, daß die lymphoiden Elemente der Milz den letzten Eiweißvorrat des Körpers darstellen.

Ebenso wie bei der Leber stimmen also auch bei der Milz alle Befunde in der menschlichen Pathologie und im Tierexperiment und ebenso meine Ergebnisse darin überein, daß die Milz zu den bei Inanitionszuständen am stärksten in Mitleidenschaft gezogenen Organen gehört.

Pankreas.

Das Gewicht der Bauchspeicheldrüse des erwachsenen Mannes wurde nach der Angabe von Vierordt zu 0,15% des Körpergewichtes berechnet. Die danach gefundenen Durchschnittsgewichte bewegen sich zwischen 97,8 und 99,6 g für die verschiedenen Gruppen. Vierordt gibt als Durchschnittsgewicht 97,6 g an. Verschiedene

---
[1]) Nach Vierordt 0,25%.
[2]) Durchschnittsgewicht der Milz für das Alter über 50 Jahren.

andere Autoren Werte zwischen 66 und 102 g, Sternberg 90—100 g, Rössle findet für das Soldatenmaterial 88 g alsDurchschnittsgewicht, 10 g weniger als das von mir berechnete. Es ist wohl anzunehmen, daß auch nach Ausschaltung der Fälle extremer Inanition, wie es hierbei geschehen ist, das Durchschnittsgewicht gerade beim Pankreas bei dem fast durchweg pathologischen Material etwas niederiger ist als beim Gesunden. Da sich nur bei dem Soldatenmaterial Gewichtsbestimmungen des Pankreas finden, konnten für die Gruppe der Abzehrung ohne chronische Organerkrankung, die keine Soldatenfälle enthält und ebenso für die Altersgruppe keine Berechnungen aufgestellt werden. Auch sind in den anderen Gruppen die Anzahl der Fälle geringer. Zur Ergänzung sind in der Tabelle die Größenangaben, die sich bei den nichtgewogenen Bauchspeicheldrüsen finden, angeführt, von denen 8 als klein und 15 als mittelgroß bezeichnet sind.

Pankreas.

Abzehrung	Zahl der gewogenen Fälle	Normalgewicht 0,15% des Körpergewichtes g	Gefundenes Gewicht g	Absolute Gewichtsabnahme g	Prozentuale Gewichtsabnahme %	Relatives Gewicht im Verhältnis zum Körpergew. %
I. Ohne chronische Organerkrankung .	—	—	—	—	—	—
II. Bei chronischer Ruhr	5	97,8	54	43,8	44,8	0,16
III. Bei bösartigen Geschwülsten . .	6	99,6	66	33,6	33	0,16
IV. Bei chronischer Allgemeininfektion	26	99,6	69,2	30,4	30,5	0,187
V. Bei Tuberkulose .	17	97,8	69,8	28	28,6	0,188
VI. Bei verschiedenen Fällen im Alter .	—	—	—	—	—	—

Größenangabe bei den Fällen, die nicht gewogen wurden.

Abzehrung	Klein	Mittel	Groß
I. Ohne chronische Organerkrankung . . .	1	2	—
II. Bei chronischer Ruhr	1	—	—
III. Bei bösartigen Geschwülsten	3	4	—
IV. Bei chronischer Allgemeininfektion. . .	1	1	—
V. Bei Tuberkulose.	2	8	—
VI. Bei verschiedenen Fällen im Alter . . .	6	6	—

Das niedrigste Durchschnittsgewicht 54 g findet sich bei der Gruppe der chronischen Ruhr, es entspricht einer Abnahme von 44,8%. Dann folgt die Geschwulstkachexie mit 66,6 g und 33% Abnahme. Für beide Gruppen ist das relative Gewicht mit 0,16 und 0,159 fast gleich. Die Abnahme bei der chronischen Allgemeininfektion und der Tuberkulose bei einem Durchschnittsgewicht von 69,2 bzw. 69,8 g macht 30,5 und 28,6% aus. Das relative Gewicht mit 0,187 und 0,188 ist bedeutend höher als in den vorerwähnten Gruppen. Die geringere Gewichtsabnahme bei den fieberhaften Erkrankungen ist möglicherweise wie bei der Leber und den Nieren auch hier durch degenerative Veränderungen verursacht. Bei Betrachtung der Einzelfälle finden sich mehrfach Abnahmen bis zu 60%, auch bei der Allgemeininfektion. Die niedrigsten Einzelgewichte betragen 40 g. In den Angaben über das makroskopische Verhalten finden sich öfters Derbheit und Blutarmut erwähnt, eine bräunliche Pigmentierung nur in einem Falle, wo eine abgelaufene Malaria vorliegt.

Daß sich eine Atrophie des Pankreas als Teilerscheinung allgemeiner Atrophie bei Marasmus findet, ist wohl allgemein anerkannt. Diese Atrophie äußert sich nach Sternberg in einer beträchtlichen Verkleinerung der Drüse, die dann eine walzenförmige Gestalt, ziemlich derbe Konsistenz und oft eine dunklere bräunliche Farbe aufweist. Daß jede Art von stark verminderter Nahrungsaufnahme stark auf diese Verdauungsdrüse einwirken muß, liegt auf der Hand. Sie gehört zu den Organen, die bei der Inanition zu mehr oder weniger vollständiger Inaktivität verdammt sind. Der Inanitionsatrophie gesellt sich also eine Inaktivitätsatrophie hinzu. Es möge erwähnt werden, daß Versuche von Bernstein und Heidenheim ergaben, daß im Hunger die Pankreassaftabsonderung gänzlich aufhört. Auch Luciani schreibt, daß beim Hungern jedwede zur Verdauung erforderliche Sekretion aufgehoben sei. Die Tierexperimente ergeben denn auch mit wenig Ausnahmen für die Abnahme des Pankreas im Hunger sehr hohe Werte. Bei Chossat steht das Pankreas mit 64,1% Gewichtsverlust zwischen Milz und Leber. Kumagawa findet 62%, Sedelmair I 39%, II 69%, Voit allerdings nur 17%. Lasarew, der den Versuch machte, die Abnahme der Organe in verschiedenen Hungerperioden festzustellen und 4 Gruppen unterschied, die erste mit 10% Körpergewichtsverlust, die zweite mit 20%, die dritte mit 30%, die vierte bis zum Hungertode, fand, daß das Pankreas von Anfang an abnimmt, aber in geringem Grade, während es seinen Hauptgewichtsverlust erst in der dritten Periode erleidet. Mikroskopische Untersuchungen des Pankreas in Hungerzustande ergaben Verkleinerung der Zellen um die Hälfte. Gewichtsangaben über das Pankreas bei Inanitionszuständen aus der menschlichen Pathologie habe ich nicht gefunden. Prym gibt an, daß bei seinen Fällen allgemeiner Atrophie das Pankreas mitunter bräunlich, sonst ohne Besonderheiten gewesen sei.

Schilddrüse.

Die Schilddrüsengewichte bei allgemeiner Abzehrung sind einem Soldatenmaterial entnommen, welches sich aus Individuen aus allen Gegenden Deutschlands zusammensetzt; der aus 482 Berechnungen von Rössle gefundene Mittelwert für das gleiche Material beträgt 34 g. Die stark kropfigen Fälle sind dabei nicht mitgezählt. Diese Zahl habe ich meinen Fällen zugrunde gelegt und dabei die Fälle mit einem Gewicht über 45 g weggelassen (es sind dies unter 70 Fällen 8). Dieser Mittelwert von 34 g stimmt fast genau überein mit dem bei Vierordt für den erwachsenen Mann angegebenen von 33,8 g. Das relative Gewicht rechnet Vierordt zu 0,05% des Körpergewichtes, es würde für die einzelnen Gruppen berechnet 31,4—33,2 g betragen. Diese für das vorliegende Material in Betracht kommenden Angaben über den Mittelwert der Schilddrüse weichen demnach nur wenig voneinander ab, während natürlich das Durchschnittsgewicht für ein aus einer bestimmten Gegend stammendes Material berechnet ganz andere Werte ergeben kann.

Schilddrüse.

Abzehrung	Zahl der gewogenen Fälle	Durchschn. Wert nach Rössle g	Gefundenes Gewicht g	Absolute Gewichtsabnahme g	Prozentuale Gewichtsabnahme %	Relatives Gewicht im Verhältnis zum Körpergew. [1] %
I. Ohne chronische Organerkrankung	0	—	—	—	—	—
II. Bei chronischer Ruhr	5	34	18	16	47	0,0536
III. Bei bösartigen Geschwülsten	10	34	27	7	20,6	0,0647
IV. Bei chronischer Allgemeininfektion	23	34	23	9	32,3	0,0621
V. Bei Tuberkulose	25	34	21,8	12,2	35,8	0,0589
VI. Bei verschiedenen Fällen im Alter	0	—	—	—	—	—

Größenangaben bei Fällen, die nicht gewogen wurden:

Abzehrung	Klein	Mittel	Groß (kropfig)
I. Ohne chronische Organerkrankung	4	5	2
II. Bei chronischer Ruhr	—	—	—
III. Bei bösartigen Geschwülsten	5	3	1
IV. Bei chronischer Allgemeininfektion	1	2	—
V. Bei Tuberkulose	5	6	—
VI. Bei verschiedenen Fällen im Alter	5	5	10 (kropfig)

[1] Nach Vierordt 0,05%.

Für die Gruppe Abzehrung ohne chronische Organerkrankung, fehlen, da es sich nicht um Soldaten handelt, die Gewichtsangaben, doch sind von 11 Fällen 4 als klein, 5 als mittelgroß, 2 als kropfig bezeichnet. Für die chronische Ruhr finde ich ein Durchschnittsgewicht von 18 g, was einer Abnahme von 47% entspricht. Die Abnahme bei der Geschwulstkachexie mit einem Mittelwert von 27 g ist geringer und macht nur 20,6% aus. Von den nicht gewogenen Fällen sind 5 als klein, 3 als mittelgroß bezeichnet. Bei den fieberhaften Erkrankungen besteht ebenfalls eine hochgradige Abnahme, die, wenn man die 5 nicht gewogenen, aber als klein bezeichneten Fälle mit berücksichtigt, bei der Tuberkulose etwas stärker zu sein scheint. Das Material der Altersgruppe ist kaum zu verwerten, da sich darunter nicht weniger als 10 kropfig entartete finden. Von den übrigen sind 4 als klein, 5 als mittelgroß bezeichnet. Ich glaube, daß man auf Grund der Tabelle eine Beteiligung der Schilddrüse an der allgemeinen Atrophie nicht bezweifeln kann. Nicht nur sind die Mittelwerte beträchtlich unter dem Durchschnitt, sondern auch von den nicht gewogenen Fällen sind 20 ausdrücklich als klein bezeichnet, 21 als mittelgroß. Im einzelnen finden sich öfters über den Durchschnitt hinausgehende Werte, was bei der Häufigkeit der Schilddrüsenvergrößerung nur natürlich ist, da eine hypertrophische Schilddrüse, auch wenn sie atrophiert, nicht unter die Norm zu sinken braucht.

In der Literatur habe ich nur sehr spärliche Angaben über Schilddrüsenatrophie gefunden. Gierke schreibt von einer Atrophie, die sich an Entzündungen anschließen oder aber auch ohne bekannte Ursache ausbilden kann. Ferner erwähnt er eine Atrophie des Drüsengewebes im Alter bei einer relativen oder absoluten Vermehrung des Bindegewebes. Eine Atrophie im Hungerzustande und bei Kachexie ist merkwürdigerweise auch bei Biedl nicht erwähnt. Oberndorfer dagegen fand bei der Ödemkrankheit eine extreme Atrophie der Schilddrüse, die in einem Falle nur mehr 12 g wog. Prym erwähnt Schilddrüsenveränderungen bei der allgemeinen Atrophie nicht. Über das Verhalten der Schilddrüse beim Hungertode im Tierexperiment finde ich bei Mönckeberg die Angabe, daß bei der mikroskopischen Untersuchung die Zellen der Schilddrüse um 30% verkleinert sind. Biedl erwähnt Schilddrüsenveränderungen beim hungernden Tiere: Es wird nach Missirolly im Hunger von den Thyreoideafollikeln kein Kolloid mehr ausgeschieden, sondern es sammelt sich in den Follikeln an, der größere Kolloidgehalt soll dem Ruhezustand der Drüse entsprechen. Ich habe bei einer auf den Kolloidgehalt gerichteten Untersuchung meines Materials folgendes gefunden. In der Gruppe der Abzehrung ohne chronische Organerkrankung finden sich nur zwei Angaben bei 11 Fällen, die sich als kolloidreich und kolloidarm entgegenstehen.

Bei der chronischen Ruhr finden sich unter 7 Fällen 3 Angaben über Kolloidgehalt: gallerthaltig, gleichmäßig gallerthaltig und ziemlich gallertreich. In allen 3 Fällen handelt es sich um atrophische Schilddrüsen. Eine gewisse Gesetzmäßigkeit zeigt sich bei der chronischen Allgemeininfektion. Es sind hier die Schilddrüsen unter 20 g fast alle kolloidarm, während die kolloidreichen fast alle über dem gefundenen Mittelwert stehen, so daß bei jenen ein Durchschnittsgewicht von 16,8 g, bei diesen von 25 g vorliegt. Bei akuten Infektionskrankheiten soll nun Vergrößerung und vermehrter Kolloidgehalt der Schilddrüsenfollikel auftreten, in schweren Fällen aber vollständiges Fehlen des Kolloids. Man könnte nun daran denken, daß auch bei der chronischen Infektion eine besonders schwere Beteiligung der Schilddrüse sich in Kolloidmangel und daneben in besonders hochgradiger Atrophie zeige. Doch darf man nicht außer Acht lassen, daß möglicherweise der Verlust des Kolloids eine nicht unbedeutende Gewichtsverminderung bedeutet und daß das Zusammentreffen von besonders untergewichtigen Schilddrüsen mit Kolloidmangel so zu deuten wäre. Bei der Tuberkulose finden sich 5 kolloidreiche und 5 kolloidarme Fälle, ohne daß ich hier eine bestimmte Beziehung zum Gewichte fände. Was den Blutgehalt betrifft, so ist die Schilddrüse bei den fieberhaften Erkrankungen häufig blutarm, sonst wechseln die Angaben.

Zum Schlusse möchte ich noch erwähnen, daß die Feststellung einer Beteiligung der Schilddrüse an der allgemeinen Atrophie bei hochgradiger Abzehrung im Hinblick auf die Atrophie der Schilddrüse im Alter interessant ist. Es wird nämlich dadurch die Annahme Biedls gestützt, daß die regressiven Veränderungen der Schilddrüse bei der Alterskachexie eine Folge der im Greisenalter bestehenden allgemeinen Ernährungsstörungen darstellen, während verschiedene Autoren, u. a. Horsley, Lorand, der Atrophie der Schilddrüse für die Altersveränderungen, die eine weitgehende Analogie mit den Symptomen des Myxödems zeigen, eine pathogenetische Bedeutung zuschreiben.

Nebennieren.

Wie bei der Schilddrüse, so finden sich bei meinem Material auch bei der Nebenniere Wägungen nur für die Soldatenfälle, und ich habe auch hier zur Ergänzung die Angaben über die Größenverhältnisse, die sich bei den nicht gewogenen Fällen fanden, beigefügt. Das Durchschnittsgewicht für die Nebennieren wird recht verschieden angegeben. Für männliche Erwachsene findet v. Gierke 11,6, Scheel 11,2, Wideroe (skandinavisches Material) 12,1 für beide Nebennieren zusammen. Vierordt gibt bedeutend höhere Werte an: Für 1 Nebenniere 7,4 und ein prozentuales Gewicht von 0,01, was, für mein Material berechnet, etwas über 13 g für beide Nebennieren ausmachen würde.

Rössle findet für das Soldatenmaterial, das auch ich benutzt habe, 14,1 g. Da es scheint, daß das Nebennierengewicht bei febrilen Erkrankungen sich erhöht, dürfte dieses Gewicht, da es aus pathologischem Material gewonnen wurde, für den Gesunden etwas zu hoch zu sein. Ich habe in der Tabelle das Durchschnittsgewicht von 11,6 g für beide Nebennieren, das Gierke angibt, eingesetzt. In der Gruppe der Abzehrung ohne chronische Organerkrankung fehlen leider Gewichtsangaben, doch muß daraus, daß unter 11 Nebennieren 4 als groß, 2 als mittel, keine als klein bezeichnet ist, der Schluß gezogen werden, daß eine Atrophie nicht vorliegen kann. Dabei möchte ich erwähnen, daß sich bei Biedl die Angabe findet, daß bei manchen Geisteskranken, z. B. Dementia praecox, die normalen weit überschreitende Durchschnittswerte (15,5—16,3 g) gefunden wurden. Auch die bei meinem Material dieser Gruppe als groß bezeichneten Nebennieren gehören Fällen von Dementia praecox an. Die Fälle chronischer Ruhr zeigen ein Durchschnittsgewicht der Nebennieren von 10,6 g, was gegenüber dem allgemeinen Durchschnitt einen Gewichtsverlust von 17,2% ausmacht. Bei der Geschwulstkachexie steigt das Gewicht auf 14,1 g und erreicht damit den Durchschnittswert von Rössle und übertrifft das von Gierke angegebene Mittel um 21,5%. Bei der chronischen Allgemeininfektion erreicht das Gewicht der Nebenniere mit 14,3 g den höchsten Wert. Nach Scheel erhöhen nun Blutfülle und ödematöse Schwellung bei febrilen Erkrankungen das Gewicht. Er rechnet für ödematöse Nebennieren eine Zunahme von 1 g. Doch wäre das vorliegende Gewicht auch unter Berücksichtigung dieses Umstandes immer noch um fast 2 g zu schwer, gegenüber dem Mittelwert Gierkes. Übrigens finden sich unter den 32 Fällen nur 3 mal Ödem und 2 mal Blutreichtum erwähnt. Bei der Gruppe der Tuberkulose findet sich ein Mittelgewicht von 12,37 g, die niedrigsten Einzelgewichte mit 6, 8 und 9 g gehören dieser Gruppe an. Auch Rössle ist aufgefallen, daß untergewichtige Nebennieren verhältnismäßig häufig bei der Tuberkulose vorkommen. In der Altersgruppe sind 3 als groß, 3 als klein und 8 als mittelgroß bezeichnet. Zusammenfassend ist zu sagen, daß, wenn auch die Resultate in den einzelnen Gruppen recht verschieden sind, so doch die Nebennieren auch unter Berücksichtigung einer Gewichtserhöhung bei fieberhaften Krankheiten zu den Organen zu gehören scheinen, die bei der allgemeinen Atrophie infolge Inanitionszuständen sehr wenig oder gar nicht in Mitleidenschaft gezogen werden. Nur bei der chronischen Ruhr sinkt das Gewicht unter den Durchschnittswert, während man bei den anderen Gruppen eher an eine Gewichtszunahme denken könnte. Dabei ist neben den Mittelwerten auch die Tatsache zu berücksichtigen, daß bei den nichtgewogenen Fällen im ganzen 13 als groß und nur 5 als klein bezeichnet werden. Doch möchte ich darauf hinweisen, daß gerade bei den Nebennieren eine besondere Kritik am Platze ist und es vielleicht nicht richtig ist, auf Grund des Fehlens einer Gewichtsabnahme eine Atrophie auszuschließen, da möglicherweise Rinde und Mark sich ganz verschieden verhalten. So erwähnt z. B. Biedl eine Angabe Parodis, nach der im hohen Alter eine Reduktion der Marksubstanz mit einer Hypertrophie der Rinde einhergehen soll. Nach Landau scheint das Mark der Nebenniere ein sehr geringen morphologischen Veränderungen unterliegendes Gewebe zu sein, bei allen Formen der Atrophie wird in erster Reihe die Rinde betroffen.

Nebennieren.[1])

Abzehrung	Zahl der gewogenen Fälle	Mittelwert nach Gierke g	Gefundenes Gewicht g	Absolute Gewichtsdifferenz g	Prozentuale Gewichtsdifferenz %	Relatives Gewicht im Verhältnis zum Körpergewicht[2]) %
I. Ohne chronische Organerkrankung.	—	—	—	—	—	—
II. Bei chronischer Ruhr	5	11,6	10,6	—1	—17,2	0,03
III. Bei bösartigen Geschwülsten . . .	9	11,6	14,1	+2,5	+21,5	0,038
IV. Bei chronischer Allgemeininfektion .	23	11,6	14,3	+2,7	+23,2	0,0386
V. Bei Tuberkulose .	24	11,6	12,3	+0,7	+6,6	0,0334
VI. Bei verschiedenen Fällen im Alter .	—	—	—	—	—	—

Abzehrung	Größenangaben bei Fällen, die nicht gewogen wurden:			Sichtbarer Lipoidgehalt:		
	klein	mittel	groß	fetthaltig und stark fetthaltig	Fleckig fetthaltig	schwach fetthaltig und fettlos
I. Ohne chronische Organerkrankung . . .	—	2	4	5	2	2
II. Bei chronischer Ruhr	1	—	—	2	2	3
III. Bei bösartigen Geschwülsten	1	5	3	9	5	9
IV. Bei chronischer Allgemeininfektion . .	—	2	—	5	5	16
V. Bei Tuberkulose . .	2	5	3	4	4	25
VI. Bei verschiedenen Fällen im Alter	1	8	3	6	3	9

Die Angaben, die sich in der Literatur über den Einfluß des allgemeinen Ernährungszustandes auf die Nebennieren finden, sind sehr spärlich,

[1]) Alle Angaben beziehen sich auf die Gewichte beider Nebennieren zusammen.
[2]) Nach Vierordt 0,02.

ebenso auch die über die Altersveränderungen dieses Organs. Während Schmauss sagt, daß eine Atrophie der Nebennieren als senile Erscheinung oder bei kachektischen Zuständen oder als Endresultat von Entzündungen angetroffen wird, erwähnt v. Gierke neben Altersatrophie in der Rinde nur die Atrophie als Folge von Entzündung. Scheel leugnet eine senile Atrophie, und nach anderen Autoren sollen die Nebennieren im Greisenalter sogar hypertrophieren. Nach Scheel ist auch der Ernährungszustand ohne Einfluß auf das Nebennierengewicht. Bei den verschiedenen Tierexperimenten über Inanition finden sich keine Angaben über einen Gewichtsverlust der Nebennieren. Nur Traina erwähnt eine Verminderung der Zellgröße bei der histologischen Untersuchung. Auch in der menschlichen Pathologie finde ich keine weiteren Angaben über diese Frage. Prym gibt bei seinen Fällen allgemeiner Atrophie ein auffallend hohes Durchschnittsgewicht für die Nebennieren an, 17 g.

Auf den Lipoidgehalt wurde besonders geachtet. Wie aus der Zusammenstellung hervorgeht, ist die Häufigkeit der schwach fetthaltigen und fettlosen Nebennieren bei chronischer Allgemeininfektion und Tuberkulose sehr deutlich. Bei der chronischen Ruhr und der Geschwulstkachexie ist die Verteilung ungefähr gleich, dagegen überwiegen in der Gruppe der Abzehrung ohne chronische Organerkrankung die fetthaltigen Nebennieren. Auf das Gewicht hat der Lipoidgehalt, wie schon Rössle feststellte, keinen Einfluß. Diese Ergebnisse stimmen mit den Angaben Gierkes überein, daß der sichtbare Lipoidgehalt vermindert ist bei Phthise und infektiösen Prozessen mit Ausnahme rasch tödlich verlaufender Fälle, hoch bei Inanition und Pädatrophie. Nach Landau gehört die Inanition zu den Zuständen, bei denen der Lipoidgehalt vermehrt ist. Bei der Mehrzahl der Phthisiker und bei anderen Infektionskrankheiten fand er ihn herabgesetzt, während das Verhalten bei Tumoren wechselt. Er findet, daß die Lipoidschwankungen der Nebennierenrinde sekundär und zum großen Teil direkt als Folge der Veränderungen im Lipoidhaushalt des Gesamtorganismus anzusehen sind.

Noch ein Wort über das Verhalten des Pigmentes, das im Alter und bei Erschöpfungszuständen eine Zunahme erfahren soll. Bei meinem Material findet sich die deutliche Braunfärbung der inneren Rindenschicht auch bei jugendlichen Individuen sowohl bei chronischer Ruhr wie bei Abzehrung ohne chronische Organerkrankung verhältnismäßig häufig erwähnt.

Hoden.

Auch bei den Hodengewichten liegen die gleichen Verhältnisse wie bei Schilddrüse und Nebenniere vor. Nur bei dem Soldatenmaterial finden sich Wägungen, für die übrigen Fälle sind Größenangaben, soweit vorhanden, der Tabelle beigefügt. Die Festsetzung eines Mittelgewichtes für den Gesunden stößt wieder auf die Schwierigkeit, daß die Angaben darüber in recht weiten Grenzen sich bewegen. In Vierordts Tabellen nach verschiedenen Untersuchungen zwischen 38,4 und 70 g. Vierordt selbst berechnet 49 g. Weitere Angaben finden sich bei Mühlmann. Ich habe aus diesen verschiedenen Angaben für den gesunden Erwachsenen im Alter von 18—50 Jahren ein mittleres Hodengewicht von 46 g berechnet. Bei Benutzung des von Vierordt angegebenen relativen Gewichtes von 0,08% des Körpergewichtes würden etwas hohe Werte (50—53 g) herauskommen. Das von Rössle für das gleiche Soldatenmaterial berechnete mittlere Gewicht von 34 g ist niedriger als alle für den Gesunden sonst angeführten Mittelwerte, was sich wohl aus dem pathologischen Material und aus einer großen Anzahl sehr jugendlicher Erwachsener um das 20. Jahr erklärt. Bei meiner Berechnung sind die hypoplastischen Hoden nicht mit gezählt worden.

Hoden.

Abzehrung	Zahl der gewogenen Fälle	Mittelwert g	Gefundenes Gewicht g	Absolute Gewichtsabnahme g	Prozentuale Gewichtsabnahme %	Relatives Gewicht im Verhältnis zum Körpergewicht[1] %
I. Ohne chronische Organerkrankung	—	—	—	—	—	—
II. Bei chronischer Ruhr	5	46	27	19	41,3	0,08
III. Bei bösartigen Geschwülsten	12	46	32,8	13,2	28,7	0,078
IV. Bei chronischer Allgemeininfektion	24	46	27,4	18,6	40,3	0,074
V. Bei Tuberkulose	27	46	27,9	18,1	49,4	0,075
VI. Bei verschiedenen Fällen im Alter	—	—	—	—	—	—

Größenangaben bei Fällen, die nicht gewogen wurden.

Abzehrung	Klein	Mittel	Groß
I. Ohne chronische Organerkrankung	1	3	1
II. Bei chronischer Ruhr	—	—	—
III. Bei bösartigen Geschwülsten	2	4	—
IV. Bei chronischer Allgemeininfektion	3	—	—
V. Bei Tuberkulose	4	4	—
VI. Bei verschiedenen Fällen im Alter	3	5	—

Aus der Tabelle geht hervor, daß die Hoden bei allgemeiner Abzehrung an der Atrophie der Organe beteiligt sind. Das Mittelgewicht

---
[1] Nach Vierordt 0,08%.

beträgt für die Gruppen der Abzehrung bei chronischer Ruhr, Allgemeininfektion und Tuberkulose rund 27 g, was einer Abnahme von 40% entspricht. Die Abnahme bei der Geschwulstkachexie ist geringer, entspricht aber der geringeren Körpergewichtsabnahme. Unter den nicht gewogenen Fällen finden sich 13 als klein bezeichnete neben 16 mittelgroßen und nur einem großen.

Nach Simmonds wird der Zustand der Geschlechtsdrüsen von dem allgemeinen Ernährungszustand des Individuums beeinflußt. Bei chronischer Kachexie, besonders bei chronischer Tuberkulose sind die Hoden klein und schlaff. Im Tierexperiment nimmt der Genitalapparat nach Voit um 40%, nach Kumagawa um 49% im Hunger ab. Manassein bezeichnet Leber, Milz und Hoden als die Organe, die im Hunger am stärksten an Gewicht verlieren.

Es möge hier noch erwähnt werden, daß die Prostata bei meinem Material sehr häufig als klein bezeichnet wird und zwar in 24 Fällen, während nur 14 mal die Bezeichnung mittelgroß vorkommt. Bei den 7 als groß bezeichneten Fällen handelt es sich um Prostatahypertrophie im Alter.

Hypophyse.

Kurz erwähnt sei noch das Hypophysengewicht. Über das Durchschnittsgewicht dieser Drüse finden sich bei Biedl folgende Angaben: Nach Comte für das mittlere Alter 590 mg, nach Erdheim-Stumme für das zweite Dezennium 562 mg, für das dritte Dezennium 593 mg, für das vierte Dezennium 643 mg. Rössle findet für das Soldatenmaterial 627 mg, Gierke gibt 560—640 mg an, Petersilie 620 mg. Unter den von mir für die verschiedenen Gruppen gefundenen Durchschnittsgewichten bleibt das für die Gruppe der Abzehrung bei chronischer Allgemeininfektion mit 550 mg unter den allgemeinen Durchschnittswerten. Das hohe Durchschnittsgewicht von 643 mg für die dritte Gruppe entspricht dem höheren Durchschnittsalter dieser Fälle (40 Jahre). Für eine Beurteilung der Frage, ob eine Beteiligung der Hypophyse an der allgemeinen Atrophie bei Inanition vorliegt, ist mein Material zu gering. Für die erste und sechste Gruppe fehlen Angaben über das Hypophysengewicht ganz. In der zweiten Gruppe sind 2, in der dritten Gruppe 4 Fälle vorhanden. Nur für die Gruppe der Abzehrung bei chronischer Allgemeininfektion und die der Tuberkulose stehen zahlreichere Fälle zur Verfügung. Petersilie, der das Soldatenmaterial, dem auch meine Fälle entnommen sind, in Bezug auf das Hypophysengewicht und seine Beziehungen untersuchte, hat eine Beziehung der Hypophysengewichte zum Körpergewicht nicht nachweisen können.

Hypophyse.

Abzehrung	Zahl der Fälle	mittleres Alter	Durchschnittl. Hypophysengewicht mg
I. Ohne chronische Organerkrankung	—	—	—
II. Bei chronischer Ruhr	2	29	575
III. Bei bösartigen Geschwülsten . . .	4	44	643
IV. Bei chronischer Allgemeininfektion	14	26	550
V. Bei Tuberkulose	10	27	598
VI. Bei verschiedenen Fällen im Alter	—	—	—

Um einen Überblick zu gewinnen, wurden in einer Tabelle die Organe in der Reihenfolge ihres prozentischen Gewichtsverlustes für jede Gruppe geordnet und zum Vergleich die Ergebnisse bei Inanition im Tierversuch daneben gestellt.

Skala der Gewichtsverluste der menschlichen Organe bei Inanition:

I. Ohne chronische Organerkrankung:
%
Milz 46,6
Leber 42,1
Nieren 36
Herz 34,7
Gehirn[1]) 4.6

II. Bei chronischer Ruhr:
%
Schilddrüse 42
Herz 45
Pankreas 44,8
Leber 43,5
Hoden 41,3
Nieren 41
Milz 36
Nebennieren 17,2
Gehirn 4,1

III. Bei bösartigen Geschwülsten:
%
Herz 33,2
Pankreas 33
Leber 32,8
Hoden 28,7
Milz 27,6
Nieren 27,5
Schilddrüse 20,6
Gehirn 3,4
Nebennieren . . . . +21,5

IV. Bei chronischer Allgemeininfektion:
%
Hoden 40,4
Schilddrüse 32,3
Herz 30,7
Pankreas 30,5
Leber 28
Nieren 15,5
Gehirn 2,8
Nebennieren . . . . +23,2

---

[1]) Für das Gehirn sind in dieser Tabelle die Gewichtsverluste eingesetzt, die sich beim Vergleich mit den höchsten Durchschnittsgewichten aller Autoren — den Marchandschen — ergaben.

V. Bei Tuberkulose

	%
Hoden	39,4
Schilddrüse	35,8
Herz	31,9
Pankreas	38,6
Leber	27,7
Nieren	17,6
Gehirn	4,0
Nebennieren	+ 6,6

VI. Bei verschiedenen Fällen im Alter:

	ohne %	mit Berücksichtigung der Altersveränderungen %
Milz	48	36
Leber	38	26
Nieren	30,5	19,7
Herz	18,3	29,6
Gehirn	6,19	3,1

Skala der Gewichtsverluste der Organe bei Inanition in Tierversuchen[1]:

Chossat (Tauben):

	%
Milz	71
Pankreas	64
Leber	52
Herz	45
Nieren	32
Gehirn	2

Voit (Katze):

	%
Milz	67
Leber	54
Genitalapparat	40
Nieren	26
Pankreas	17
Herz	3
Gehirn	3

Kumagawa (Hund):

	%
Pankreas	62
Milz	57
Nieren	55
Leber	50
Genitalapparat	49
Gehirn	22
Herz	16

Sedelmair I (28tägiges Hungern, Katze):

	%
Milz	74
Leber	72
Nieren	58
Herz	55
Pankreas	39
Gehirn	1,14

Sedelmair II (35tägiges Hungern, Katze):

	%
Milz	75
Pankreas	69
Leber	64
Nieren	53
Herz	44

Es zeigt sich, daß in bezug auf die Beteiligung der Organe an der Atrophie bei allgemeiner Abzehrung beim Menschen ein prinzipieller Unterschied für die verschiedenen Formen — reine Inanition und Kachexie infolge konsumierender Krankheiten — nicht zu bestehen scheint. In allen Gruppen sind sämtliche Organe mit Ausnahme des Gehirns

---

[1] Die Zusammenstellung ist nach Tabellen aus dem Handbuch der Physiologie von Nagel I gemacht.

und der Nebennieren, die eine geringe oder gar keine Gewichtseinbuße erleiden, stark beteiligt; nur in der Höhe des Gewichtsverlustes macht sich der Einfluß infektiöser Prozesse durch die geringere Beteiligung der Leber und Nieren auch nach Ausschaltung der Fälle, bei denen degenerative Veränderungen eine deutliche Gewichtserhöhung bewirkt haben, geltend.

Die Skala der Gewichtsverluste stimmt bei der Gruppe der chronischen Ruhr und der Geschwulstkachexie, abgesehen von der Stellung der Schilddrüse und Nebenniere überein. Sie ist vollständig gleich bei den Gruppen der Abzehrung infolge chronischer Allgemeininfektion und bei Tuberkulose. Hier herrscht auch Übereinstimmung in bezug auf die Höhe der Gewichtseinbuße.

Am höchsten sind die Gewichtsverluste bei chronischer Ruhr, darauf folgt die Gruppe der Abzehrung ohne chronische Organerkrankung. Bei der Abzehrung im Alter sind sie, wenn man die gefundenen Organgewichte mit den für das entsprechende Alter angegebenen Durchschnittswerten vergleicht, am geringsten, doch ist anzunehmen, daß die senilen Atrophien zum Teil auch eine Folge der im Greisenalter häufigen allgemeinen Ernährungsstörungen darstellen, so daß es schwer sein dürfte, zu bestimmen, welcher Anteil des gesamten Gewichtsverlustes auf die senile Veränderung und welcher auf die in den vorliegenden Fällen besonders hochgradige Abzehrung zu beziehen ist. Wird doch sogar von manchen Autoren der Alterszustand überhaupt als „ein Naturexperiment des langdauernden unvollständigen Hungerns", wie es Mühlmann ausdrückt, angesehen.

Die Abweichungen in den Ergebnissen der verschiedenen Forscher bei den Hungerversuchen am Tiere sind so beträchtlich, daß ein Vergleich mit meinen Resultaten schwierig ist. Im allgemeinen ist aber darüber zu sagen, daß ich auch hier einen prinzipiellen Unterschied zwischen den Ergebnissen im Tierexperiment und denen meiner Zusammenstellung nicht erkennen kann. Allerdings sind die Differenzen zwischen den Gewichtsverlusten der verschiedenen an der Atrophie beteiligten Organe im Tierexperiment ausgeprägter, während sie bei meinen Berechnungen häufig nur wenig Prozente oder auch nur Bruchteile von Prozenten betragen, was auch den Wert der Aufstellung einer Skala der Gewichtsverluste zum Teil beeinträchtigt. Bei den Einzelfällen — hier erfolgte die prozentuale Berechnung nur für die zwei ersten Gruppen — bestehen größere Unterschiede in der Abnahme der verschiedenen Organe. Da aber die Höhe der Abnahme der einzelnen Organe bei den verschiedenen Fällen voneinander abweicht, so ergibt sich für die Durchschnittswerte eben eine geringere Differenz. Im ganzen ist aber doch in wesentlichen Punkten zwischen den Ergebnissen der Tierversuche und meinen Resultaten eine Übereinstimmung vorhanden. Sie besteht in der starken

Beteiligung der Leber, des Pankreas, des Hodens, der Milz — bei letzterer müssen bei meinem Material allerdings mehr die Einzelfälle berücksichtigt werden — der mittleren Stellung der Nieren und dem geringen Gewichtsverluste des Gehirns. Ein Unterschied zeigt sich in Bezug auf das Herz, welches mit Ausnahme der ersten und sechsten Gruppe in der Skala der Gewichtsverluste bei meinen Berechnungen eine höhere Stelle einnimmt. Für Schilddrüse und Nebennieren sind im Tierexperiment keine Angaben vorhanden.

Deutlich tritt die Organselektion, ,,das größte Rätsel der Inanition", in Erscheinung, denn an der Ausnahmestellung des Gehirns kann trotz des einen abweichenden Ergebnisses Kumagawas, der 22% Gewichtsverlust fand, nicht gezweifelt werden. Alle anderen Angaben stimmen darin überein, daß das Zentralnervensystem bei Inanition kaum oder gar nicht an Masse abnimmt. Dieses interessante Verhalten hat viele Physiologen beschäftigt. In seiner berühmten Schrift über das Hungern sagt Luciani im Anschluß an die Konstatierung dieser Tatsache in seiner lebendigen Sprache: ,,Da wir aber gesehen haben, daß das Nervensystem während der Kostentziehung alle seine wunderbare Tätigkeit wie im Normalzustand bewahrt und seine Gaben nach Art großer Herren ausstreut, so muß man notwendigerweise daraus schließen, daß es aus der Tasche seiner Untertanen lebt, daß es sozusagen ihr Blut aussaugt, solange es welches findet." Es entsteht also ein Kampf der Teile im hungernden Organismus und die Annahme liegt nahe, daß es die lebenswichtigsten Organe sind, die aus diesem Kampfe als Sieger hervorgehen. Mit Rücksicht auf diese Frage ist nun das Verhalten des Herzens bei Inanition von größter Bedeutung. Luciani schließt aus der schon erwähnten stufenweise Abnahme des Radialdruckes während des Fastens auf eine stufenweise Abnahme der Herzarbeit vom ersten bis zum letzten Tage des Fastens und fährt fort: ,,Daß diese Abnahme stattgefunden hat, ist eine physiologische Notwendigkeit. Der Herzmuskel muß infolge der Inanition nicht weniger, ja sogar noch mehr als jeder andere Muskel an Gewicht verlieren, weil er beständig in rythmischer Form arbeitet." Gerade die Intensität der Funktion ist aber nach Lipschütz eine Bedingung dafür, daß ein Organ vor dem anderen im Hunger eine Bevorzugung erfährt. Er führt zur Stütze dieser Annahme die von Miescher entdeckte Tatsache an, daß beim hungernden Rheinlachs die tätigen Flossenmuskeln erhalten bleiben, die anderen atrophieren, ferner das Ergebnis eines Versuches Voits, der fand, daß die Knochen der mit kalkarmer Nahrung gefütterten Tauben ein verschiedenes Verhalten zeigen, indem die ,,tätigen" Knochen weniger leiden als die untätigen. So einleuchtend es wäre, ein ähnliches Verhalten bei der allgemeinen Inanition für den Organismus anzunehmen und so häufig man auch auf die Angabe trifft, daß das Herz im Hungern die gleiche Sonderstellung wie das Gehirn einnimmt, so spricht doch die Mehrzahl der Befunde dagegen. Wie schon erwähnt, steht dem einen Resultate Voits, der bei Inanition beim Herzen nur einen Gewichtsverlust von 3% findet, eine Reihe entgegengesetzter Ergebnisse nicht nur beim Tierexperiment, sondern auch in der menschlichen Pathologie gegenüber. Auch ich habe mit großer Regelmäßigkeit bei meinem Material eine starke Beteiligung des Herzens an der allgemeinen Atrophie gefunden.

Dagegen scheint nach den Ergebnissen meiner Zusammenstellung die Nebenniere an der allgemeinen Atrophie bei Inanition wenig oder gar nicht beteiligt zu sein. Ich möchte aber noch einmal darauf hinweisen, daß gerade bei der Beurteilung der Nebennieren in Bezug auf atrophische Veränderungen wegen der Zusammensetzung dieses Organes ganz besondere Vorsicht nötig ist.

Meine Resultate kurz zusammenfassend ist also zu sagen, daß bei der allgemeinen Atrophie durch Inanition Milz, Leber, Pankreas, Herz, Hoden, Schilddrüse und Nieren starke Gewichtsverluste erleiden, während Gehirn und Nebennieren wenig oder gar nicht an Gewicht abnehmen. Ein wesentlicher Unterschied zwischen den verschiedenen Formen der Inanition — reine Inanition oder Inanition im Verlaufe konsumierender Krankheiten — macht sich dabei hinsichtlich der Atrophie der Organe nicht geltend bis auf den geringeren Gewichtsverlust der Leber und Nieren bei infektiösen Erkrankungen.

Am Schlusse möchte ich Herrn Professor Dr. Rössle für die Überlassung des Materials, die Anregung und liebenswürdige Unterstützung bei der Arbeit meinen herzlichsten Dank aussprechen.

S. Nr. 40/1917.   Gruppe I: Männer.

Diagnose: Klinisch: Dementia praecox. Pathologisch - anatomisch: Äußerste Kachexie und Atrophie. Abgekapselte alte Käseherde in der linken Lunge. Terminale Hypostase. Pigmentierter Dickdarmkatarrh. Atrophie der Hirnrinde. Hydrops der Körperhöhlen. Ödem des Darms. Geringes Ödem der Füße und Hände. Dekubitus. Gallensteine. Magenkatarrh.

Alter: 23 Jahre. Größe: 1,65 m.

	Normalgewicht	Gefundenes Gewicht	Absolute Gewichtsabnahme	Prozentuale Gewichtsabnahme
Körpergewicht (Hydrops, Ödeme)	64 kg	45 kg	19 kg	29,7%
Leber: Sehr klein, blutreich, enge Zeichnung, Galle goldgelb, wenig fadenziehend, in der Gallenblase kleine kugelige Steine	1721 g	700 g	1021 g	59,3%
Herz: Sehr klein, braun, Fett geschwunden	320 g	160 g	160 g	50%
Niere: Klein, ziemlich derb	307 g	160 g	147 g	47,8%

Fortsetzung umstehend.

	Normal-gewicht	Gefundenes Gewicht	Absolute Gewichtsabnahme	Prozentuale Gewichtsabnahme
Gehirn: Rinde verschmälert, Hirnsubstanz derb, sehr weiß, etwas feucht, Ventrikel nicht vergrößert	1405 g	1250 g	145 g	10%
Milz: Sehr klein, blaurot, mittelderb	150 g	54 g	96 g	64%
Pankreas:	—	—	—	—
Schilddrüse: Klein, kolloidreich	—	—	—	—
Nebenniere: Dünn, derb, Rinde fleckig, fetthaltig, schmal, Pigmentzone sehr breit, Mark in ziemlich großer Menge	—	—	—	—
Hoden: Mittelgroß, Samenkanälchen schwach ausziehbar	—	—	—	—
Prostata: Klein, bräunlich	—	—	—	—
Klinische Angabe: Nahrungsaufnahme schlecht.				

S.-Nr. 89/1917. Gruppe I, Männer:

Diagnose: Klinisch: Imbecillität. Kachexie. Carcinom? Pathologisch-anatomisch: Allgemeine äußerste Kachexie mit Schwund der Organe, besonders der Leber, Milz und des Herzens. Residuen von Tuberkulose in beiden Lungenspitzen. Schlaffe Pneumonie. Magenkatarrh. Tuberkulose von mesenterialen Lymphknoten. Anmerkung: Da für die Kachexie kein organisches Leiden als Erklärung gefunden wurde, dürfte die schwere Atrophie der Parenchyme und die allgemeine Abzehrung auf einen Hungerzustand zurückzuführen sein.

Angaben aus dem Protokoll: Hochgradig abgemagert, Leib stark eingefallen.

Alter: 58 Jahre. Größe: 1,67 m.

	Normales Gewicht	Gefundenes Gewicht	Absolute Gewichtsabnahme	Prozentuale Gewichtsabnahme
Körpergewicht	66,4 kg	40 kg	26,4 kg	39%
Leber: Sehr klein, braun, schlaff, ziemlich blutreich, Galle dünnflüssig, fadenziehend, braunrot ...	1786 g	1100 g	686 g	38%
Herz:	332 g	226 g	106 g	32%
Nieren: Klein, derb, düster cyanotisch, etwas feucht	318 g	188 g	130 g	40%
Gehirn: Substanz derb, Kammern nicht erweitert	1405 g	1400 g	5 g	0,35%
Milz: Klein, derb, Pulpa dunkelrot .	150 g	68 g	82 g	54,6%
Pankreas:	—	—	—	—
Schilddrüse: Sehr klein und schlaff	—	—	—	—
Nebennieren: Derb, Rinde vollständig fetthaltig im ganzen schmal, Mark sehr reichlich, Grenzzone schmal und schwach pigmentiert	—	—	—	—
Hoden: Klein	—	—	—	—
Prostata: Klein, schlaff	—	—	—	—

Über die Atrophie der menschlichen Organe bei Inanition. 125

S.-Nr. 363/1917. Gruppe I, Männer:

Diagnose: Klinisch: Dementia praecox. Pathologisch-anatomisch: Unterernährung. Ruhrartiger, subakuter Dickdarmkatarrh. Leichter Magen-Dünndarmkatarrh. Allgemeiner Schwund der Parenchyme, besonders braune Atrophie des Herzens und der Leber. Zuletzt aufgetretene herdförmige geringfügige Entzündung in den Lungenunterlappen. Gallensteine.

Aus dem Sektionsprotokoll: Leiche eines „alten" (38 Jahre!), stark abgemagerten Mannes. Netz fettlos.

Alter: 38 Jahre. Größe: 1,66 m.

	Normalgewicht	Gefundenes Gewicht	Absolute Gewichtsabnahme	Prozentuale Gewichtsabnahme
Körpergewicht:	65,2 kg	36 kg	29,2 kg	44,7%
Leber: Feucht, schwarzbraun. In der Gallenblase 100 Stück kleine Steine, Galle wässerig, gelb	1753 g	1050 g	753 g	42,9%
Herz: Klein, außerordentlich braun, etwas trübe	326 g	190 g	136 g	41%
Nieren: Gehörige Größe, blutreich, Mark düsterrot	312 g	215 g	98 g	31%
Gehirn: Windungen nicht verkleinert	1405 g	1330 g	75 g	5,3%
Milz: Pulpa eben abstreifbar	—	—	—	—
Pankreas: Gehörig, derb	—	—	—	—
Schilddrüse: Gehörige Größe	—	—	—	—
Nebennieren: Groß	—	—	—	—
Hoden: Groß	—	—	—	—

S.-Nr. 630/1917. Gruppe I, Männer:

Diagnose: Klinisch: Dementia praecox. Pathologisch-anatomisch: Allgemeine Abzehrung (Hungerzustand?). Leichte Schwellung und Rötung des Dickdarmes. Tuberkulöse Herde der beiden linken Lungenlappen und der rechten Spitze. Tuberkulöse Geschwüre des Dünndarmes in Vernarbung. Tuberkulose von mesenterialen Lymphknoten. Hochgrad. braune Atrophie, besond. der Leber Lipoide Hyperplasie der Nebennierenrinde. Starke Trübung des Myokards.

Angaben aus dem Sektionsprotokoll: Starke Abmagerung, Leib stark eingezogen. Därme fest kontrahiert. Netz fettlos.

Alter: 28 Jahre. Größe: 1,60 m.

	Normalgewicht	Gefundenes Gewicht	Absolute Gewichtsabnahme	Prozentuale Gewichtsabnahme
Körpergewicht:	58,4 kg	36 kg	22,4 kg	38%
Leber: Fest, sehr dunkel, sehr braun. Galle dunkel, stark fadenziehend	1570 g	1150 g	420 g	26%
Herz: Trübe, braun, perikardiales Fettpolster gering, sulzig	292 g	230 g	60 g	20%
Nieren: Mittelgroß, fest, blutreich	280 g	186 g	94 g	33%
Gehirn	1405 g	1400 g	5 g	0,35%
Milz: Gehörige Größe, fest	150 g	148 g	2 g	1,3%

Fortsetzung umstehend.

	Normal-gewicht	Gefundenes Gewicht	Absolute	Prozentuale
			Gewichtsabnahme	
Pankreas: Untermittelgroß	—	—	—	—
Schilddrüse: Ziemlich klein ...				
Nebennieren: Sehr dick, Rinde auffallend fettreich, Mark und Pigmentzone gut entwickelt·	—	—	—	—
Hoden: Mittelgroß	—	—	—	—

S.-Nr. 639/1917.   Gruppe I, Männer:

Diagnose: Klinisch: Hebephrenie. Pathologisch - anatomisch: Leichte Resorptionserscheinungen und Osteophytbildung am Schädel. Allgemeine Abzehrung. Verkäsende Tuberkulose der Halslymphknoten. Spärliche submiliare Tuberkulose von Milz und Nieren. Blutung im Gewebe des rechten Unterlappens. Chronischer Dickdarmkatarrh. Soor der Speiseröhre. Gallensteine.

Aus dem Sektionsprotokoll: Äußerst abgemagert, blutarm, ganz weiße Haut, Brusthaut schuppt. Netz äußerst abgemagert. Dünndarm eng zusammengezogen. Dickdarm weit.

Alter: 39 Jahre.   Größe 1,56.

	Normal-gewicht	Gefundenes Gewicht	Absolute	Prozentuale
			Gewichtsabnahme	
Körpergewicht	54 kg	35 kg	19 kg	35%
Leber: Klein, dunkelbraun, zäh, schlaff, Galle mit fazettierten Steinen gemischt, fadenziehend ...	1452 g	900 g	552 g	38%
Herz: Braun, Fett gallertig, geschwunden	270 g	231 g	39 g	14,4%
Nieren: Ziemlich klein, kleine käsige Knoten bis Hirsekorngröße ...	259 g	194 g	65 g	25,8%
Gehirn	—	—	—	—
Milz: Blutreich, schlaff	150 g	95 g	55 g	36,6%
Pankreas: Mittlere Größe, blutreich	—	—	—	—
Schilddrüse: Mittelgroß, ziemlich blutreich	—	—	—	—
Nebennieren: Sehr braun, ziemlich schmale Rinde, äußerlich fettreich, Mark grauweiß	—	—	—	—
Hoden	—	—	—	—
Prostata	—	—	—	—

S.-Nr. 675/1917.   Gruppe I, Männer:

Diagnose: Klinisch: Katatonie. Erschöpfungszustand. Pathologisch-anatomisch: Starke diphtheroide Kolitis und Proktitis. Chronische Milzschwellung. Leichte Hypostase in beiden Unterlappen mit beginnenden Verdichtungen im rechten. Emphysem der übrigen Lunge. Braune Entartung des Herzens und der Leber. Hyperämie der Nieren. Starke Abzehrung.

Aus dem Sektionsprotokoll: Äußerst abgemagert, Herz fettlos.

Alter: 39 Jahre. Größe: 1,62 m.

	Normalgewicht	Gefundenes Gewicht	Absolute Gewichtsabnahme	Prozentuale Gewichtsabnahme
Körpergewicht	60,6 kg	33 kg	27,6 kg	45,5%
Leber: Dunkelbraunrot, Galle gelb, fadenziehend	1630 g	750 g	880 g	53,9%
Herz: Braun	303 g	200 g	103 g	34%
Nieren: Eher klein, dunkelrot, Schnittfläche blaurot	290 g	158 g	132 g	42%
Gehirn	1405 g	1250 g	155 g	11%
Milz	150 g	80 g	70 g	46,6%
Pankreas: Schlank	—	—	—	—
Schilddrüse: Mittelgroß	—	—	—	—
Nebenniere: Wenig fetthaltig. Pigmentzone graubraun und breit, Mark spärlich	—	—	—	—
Hoden: Mittelgroß	—	—	—	—

S.-Nr. 454/1915.   Gruppe I, Frauen:

Diagnose: Klinisch: Dementia praecox. Inanition. Pathologisch-anatomisch: Allgemeine Kachexie und Anämie. Terminale herdförmige Pneumonie. Frischer Infarkt im rechten Unterlappen aus wahrscheinlich autochthoner Thrombose des Hauptastes des rechten Unterlappens. Hämorrhagische Erosionen des Magens. Chronischer Magen-Darmkatarrh oder Atrophie der Schleimhaut. Kachektische Atrophie der Parenchyme. Cyanose von Nieren und Leber. Mäßige Anämie des Gehirns.

Aus dem Sektionsprotokoll: Vorzeitig gealtert. Netz sehr fettarm.

Alter: 29 Jahre. Größe: 1,56 m.

	Normalgewicht	Gefundenes Gewicht	Absolute Gewichtsabnahme	Prozentuale Gewichtsabnahme
Körpergewicht	50,8 kg	29 kg	21,8 kg	42,9%
Leber: Klein, sehr blutreich, braunfleckig	1526 g	704 g	822 g	53,8%
Herz: Klein, braun, getrübt . . .	254 g	130 g	124 g	48,8%
Nieren: Klein, blutreich, Zeichnung deutlich	276 g	200 g	76 g	27,5%
Gehirn	1261 g	1240 g	21 g	1,6%
Milz: Klein, braun, Oberfläche gerunzelt	150 g	84 g	66 g	44%
Pankreas: Derb, stark durchblutet	—	—	—	—
Schilddrüse: Kolloidarm, der linke Lappen ist klein	—	—	—	—
Nebennieren: Derb, Rinde sehr fettreich. Mark stark durchblutet .	—	—	—	—
Ovarium: Mäßig derb, stark gefurcht	—	—	—	—

S.-Nr. 335/1917. Gruppe I, Frauen:

Diagnose: Klinisch: Demenz mit Erregungszuständen. Nahrungsverweigerung. Pathologisch-anatomisch: Schwere allgemeine Unterernährung mit Abmagerung. Leichter chronischer Magenkatarrh. Terminale geringe Pneumonie im rechten Unterlappen. Kleine Kropfknoten. Erosion des Muttermundes. Atrophie des Gehirns. Klinische Angaben: Patientin hat in einem Erregungszustand 14 Tage so gut wie nichts gegessen. Nach Einlieferung in die Klinik die letzten 4 Tage wieder Nahrung aufgenommen.

Aus dem Sektionsprotokoll: Unterhautfettgewebe noch in ziemlich dicker Schicht vorhanden. Fett gelb gefärbt.

Alter: 44 Jahre. Größe: 1,47 m.

	Normalgewicht	Gefundenes Gewicht	Absolute Gewichtsabnahme	Prozentuale Gewichtsabnahme
Körpergewicht	42,4 kg	34 kg	8,4 kg	19,8%
Leber: Klein, Ränder scharf, Zeichnung deutlich, Blutgehalt etwas vermehrt. Galle braungelb, nicht fadenziehend	1526 g	850 g	670 g	44,3%
Herz: Mittelgroß, Herzfett nicht spärlich und nicht atrophisch. Herzfleisch braun	212 g	170 g	42 g	19%
Nieren: Sehr klein, Blutgehalt vermehrt	276 g	128 g	148 g	52,6%
Gehirn	1216 g	1180 g	81 g	8%
Milz: Klein, derb, Kapsel runzelig	150 g	68 g	82 g	54,6%
Pankreas: Blutreich	—	—	—	—
Schilddrüse: Kropfig	—	—	—	—
Nebennieren: Mittlere Größe, fleckig fetthaltig, Pigmentzone stark ausgeprägt, Mark grau	—	—	—	—
Ovarien: Mittelgroß	—	—	—	—

S.-Nr. 462/1917. Gruppe I, Frauen:

Diagnose: Klinisch: Juvenile Paralyse. Pathologisch-anatomisch: Chronische Leptomeningitis. Lobäre croupöse Pneumonie des linken Unterlappens. Lobuläre Bronchopneumonie der rechten Lunge. Braune Degeneration des Herzfleisches und der Leber. Hämatom der rechten Nebenniere. Hochgradige Abmagerung, Decubitus.

Aus dem Sektionsprotokoll: Äußerst abgemagert. Netz äußerst fettarm.

Alter: 21 Jahre. Größe: 1,54 m.

	Normalgewicht	Gefundenes Gewicht	Absolute Gewichtsabnahme	Prozentuale Gewichtsabnahme
Körpergewicht	48,8 kg	27 kg	21,8 kg	44,6%
Leber: Blutreich, sehr braun, Galle goldgelb, fadenziehend	1526 g	680 g	846 g	55,4%
Herz: Herzfleisch zu braun	244 g	132 g	112 g	45,9
Nieren	276 g	129 g	147 g	52%

Fortsetzung nebenstehend.

	Normal-gewicht	Gefundenes Gewicht	Absolute	Prozentuale
			Gewichtsabnahme	
Gehirn (juvenile Paralyse)	—	—	—	—
Milz	150 g	49 g	101 g	67%
Pankreas	—	—	—	—
Schilddrüse: Von gehöriger Größe	—	—	—	—
Nebennieren: Von gehöriger Größe, in der rechten kirschgroße Blutung	—	—	—	—

S.-Nr. 725/1917.   Gruppe I, Frauen:

Diagnose: Klinisch: Katatonie? Pathologisch-anatomisch: Geringe chronische Leptomeningitis. Pigmentreichtum der Hirnrinde. Allgemeine Abzehrung ohne chronische Organerkrankung. Zuletzt aufgetretene konfluierende Pneumonie beider Unterlappen mit trockener Pleuritis. Chronische Hyperplasie der Milz und des Knochenmarks. Hyperämie der Nieren. Braune Atrophie von Herz und Leber. Starke Atrophie der Ovarien.

Aus dem Sektionsprotokoll: Äußerst abgemagert. Braune Pigmentierung der Unterfläche der Hände und Finger, ebenso des Gesichts und der Brustwarzen.

Alter: 35 Jahre.   Größe: 1,60 m.

	Normal-gewicht	Gefundenes Gewicht	Absolute	Prozentuale
			Gewichtsabnahme	
Körpergewicht	54,8 kg	33 kg	23,4 g	42,6%
Leber: Blutreich, braun	1526 g	1180 g	346 g	22,6%
Herz: Klein, bräunlich, epikardiales Fett ziemlich stark geschwunden .	274 g	173 g	101 g	36,8%
Nieren: Dunkelrot	276 g	202 g	74 g	26,8%
Gehirn: Windungen leicht verschmälert, Farbe graubräunlich, Ventrikel nicht erweitert	1261 g	1150 g	111 g	9%
Milz: Stark vergrößert, derb . . .	—	—	—	—
Pankreas	—	—	—	—
Schilddrüse: Mittelgroß	—	—	—	—
Nebennieren: Groß, dick, Rinde fast fettlos. (Mikroskopisch herdförmige Verfettung)	—	—	—	—
Ovarien: Sehr klein	—	—	—	—

S.-Nr. 743/1918.   Gruppe I, Frauen:

Diagnose: Klinisch: Hebephrenie, allgemeine Erschöpfung. Pathologisch-anatomisch: Herdförmige croupöse Pneumonie in beiden Unterlappen mit fast trockener, geringfügiger Pleuritis. Tracheitis, Bronchitis. Gallertpfropf. Abnorme Körperbehaarung. Hyperämie der Milz, geringe der Nieren. Leichter Infantilismus des Uterus. Leichte katarrhalische Ruhr in der Flexura sigmoidea. Einfache Kolitis des übrigen Dickdarmes. Kachexie. Anämie.

Alter: 19 Jahre. Größe: 1,60 m.

	Normalgewicht	Gefundenes Gewicht	Absolute	Prozentuale
			Gewichtsabnahme	
Körpergewicht	54,8 kg	32 kg	22,4 kg	40,8%
Leber: Klein, scharfrandig	1526 g	1100 g	426 g	27,9%
Herz: Klein, etwas braun	274 g	185 g	89 g	32%
Nieren: Geringe Hyperämie . . .	276 g	250 g	26 g	9,4%
Gehirn: Etwas zäh, blutreich . . .	1261 g	1300 g	+39 g	+3%
Milz: Mittelgroß, blutreich	—	—	—	—
Pankreas	—	—	—	—
Schilddrüse: Gallertkropf	—	—	—	—
Nebennieren: Groß, gut, fetthaltig	—	—	—	—
Ovarien	—	—	—	—

S.-Nr. 850/1918.   Gruppe II:

Diagnose: Allgemeine Abzehrung durch schwere chronische geschwürige Ruhr des Dickdarmes vom Querkolon abwärts. Verwachsungen des Querdarmes mit der Leber. Geringe schleimige Tracheobronchitis. Trübe Entartung des Herzmuskels. Alte ausgeheilte Lungentuberkulose mit Schrumpfung einer Kaverne im rechten Oberlappen.

Alter: 23 Jahre. Größe: 1,61 m.

	Normales Gewicht	Gefundenes Gewicht	Absolute	Prozentuale
			Gewichtsabnahme	
Körpergewicht	59,5 kg	32 kg	27,5 kg	46%
Leber: Schwach braunrot, Galle reichlich, braungelb, fadenziehend . .	1600 g	1240 g	360 g	22,5%
Herz: Fett noch vorhanden, klein, trübe, schwach, durchblutet . .	297,5 g	200 g	97,5 g	32,7%
Nieren: Klein, bleich	278 g	150 g	128 g	46%
Gehirn: Blaß, Kammern nicht erweitert	1405 g	1220 g	185 g	13,1%
Milz: Klein, schlaff	150 g	120 g	30 g	20%
Pankreas	89 g	54 g	35 g	39%
Schilddrüse: Klein, gleichmäßig, gallerthaltig	34 g	16 g	18 g	52,9%
Nebennieren: Klein, schmal, fettarm, Mark grauweiß	—	—	—	—
Hoden: Klein, blutreich	46 g	24 g	22 g	48%

S.-Nr. 26/1919.   Gruppe II:

Diagnose: Schwere chronische geschwürige Ruhr des ganzen Dickdarmes, teilweise in Ausheilung, zum Teil auch in der untersten Dünndarmschlinge. Chronischer Magenkatarrh. Allgemeine schwere Abzehrung. Leichte Milzvergrößerung. Zuletzt aufgetretene schlaffe Lungenentzündung. Starke Entartung des Herzfleisches. Schwund der Organe. Fettleber. Allgemeine Blutarmut. Geschlechtliche Unreife.

Aus dem Sektionsprotokoll: Äußerst abgezehrt. Haut trocken, schuppend. Thymusreste vorhanden.

Alter: 20 Jahre. Größe: 1,68 m.

	Normales Gewicht	Gefundenes Gewicht	Absolute	Prozentuale
			Gewichtsabnahme	
Körpergewicht	67,6 kg	33 kg	34,6 kg	51%
Leber: Groß, etwas fest, blutreich, Stich ins Braune, an einigen Stellen fleckig, dunkelbraun und gelb	—	—	—	—
Herz: Von äußerst geringer Masse, Fett abgemagert, Muskulatur mürbe, blutarm, leicht bräunlich, aber klar	338 g	188 g	160 g	47%
Nieren: Verhältnismäßig blutreich und fast ganz klar	326 g	196 g	130 g	39,8%
Gehirn: Blutarm, sonst o. B.	1405 g	1350 g	55 g	3,9%
Milz: Verhältnismäßig groß, nicht erweicht	—	—	—	—
Pankreas:	101 g	40 g	61 g	59%
Schilddrüse	34 g	22 g	12 g	38%
Nebennieren: Nur fleckig, schwach fetthaltig, Grenzzone ziemlich braun	11,6 g	13 g	+ 1,4 g	+ 12,7%
Hoden	46 g	26 g	20 g	43,4%

S.-Nr. 335/1918.   Gruppe II, Männer:

Diagnose: Inanition infolge Ruhr, abgelaufene Ruhr des Dickdarmes, chronischer Magenkatarrh. Starke braune Atrophie von Herz und Leber. Kahektische Ödeme und Höhlenwassersucht. Kompressionsatelektase in beiden Unterlappen. Bronchitis. Decubitus.

Alter: 43 Jahre. Größe: Mittelgroß.

	Normalgewicht	Gefundenes Gewicht	Absolute	Prozentuale
			Gewichtsabnahme	
Körpergewicht	60,6 kg	—	—	—
Leber: Klein, stark braun	1630 g	740 g	890 g	54,6%
Herz: Stark braun, Fett sulzig geschwunden	303 g	170 g	133 g	43,9%
Nieren	290 g	200 g	90 g	31%
Gehirn: O. B. bis auf leicht bräunlichen Ton der grauen Substanz	1405 g	1480 g	75 g	+5,3%
Milz: Groß, schokoladenbraun	150 g	140 g	17 g	1%
Pankreas: Mittelgroß	90,9 g	80 g	10,9 g	12%
Schilddrüse: Gut mittelgroß	—	—	—	—
Nebennieren: Rinde fetthaltig, Pigmentzone scharf und braun, Mark gehörig	11,6 g	10 g	1,6	18,8%
Hoden	46 g	40 g	6 g	12,7%

S.-Nr. 44/1919.   Gruppe II:

Diagnose: Schwere chronische, teilweise geheilte Ruhr des Dickdarmes mit alter Geschwürsbildung vom Querkolon ab. Chronischer Katarrh im untersten Dünndarm und aufsteigendem Dickdarm. Colitis cystica in Entwicklung. Hypertrophie der Dickdarmwand im Bereich der S-förmigen Schlinge. Chronischer Magenkatarrh. Allgemeine Abzehrung. Zeichen abgelaufener Malaria: Melanotische Pigmentierung der kleinen Milz und der stark atrophischen grauen, entarteten Leber. Leichte oberflächliche Pigmentierung von Pankreas und linker Niere. Braune Entartung des Herzmuskels. Bronchialdrüsentuberkulose.

Alter: 23 Jahre.   Größe: 1,66 m.

	Normalgewicht	Gefundenes Gewicht	Absolute Gewichtsabnahme	Prozentuale Gewichtsabnahme
Körpergewicht	65,2 kg	35 kg	30,2 kg	46%
Leber: Etwas zäh, sehr klein, braungrau, blutarm, Galle sehr zäh, braungelb	1752 g	820 g	932 g	53%
Herz: Von geringer Masse, bräunlich schwach durchblutet	326 g	170 g	146 g	44,7%
Nieren: Klein, ziemlich blaß	312 g	172 g	140 g	44,8%
Gehirn	—	—	—	—
Milz	150 g	106 g	45 g	30%
Pankreas: Schlaff, klein	—	—	—	—
Schilddrüse	—	—	—	—
Nebennieren: Mittelgroß, fast vollkommen entfettet, verhältnismäßig braun, Mark gehörig	11,6 g	11 g	0,6 g	5,1%
Hoden	—	—	—	—

S.-Nr. 819/1918.   Gruppe II:

Diagnose: Verschorfende, teilweise geschwürige und vernarbende Ruhr des unteren Dickdarmes, besonders der S-förmigen Schlinge und des oberen Mastdarmes. Allgemeine äußerste Abzehrung, zuletzt hinzugetretene herdförmige Lungenentzündung. Soor der Speiseröhre. Hungerzustand der Organe, besonders der Muskeln, des Herzens und der Leber.

Aus dem Sektionsprotokoll: Haut trocken, Fett fast vollkommen geschwunden, auch im Gekröse und Netz.

Alter: 21 Jahre.   Größe: 1,65 m.

	Normalgewicht	Gefundenes Gewicht	Absolute Gewichtsabnahme	Prozentuale Gewichtsabnahme
Körpergewicht	64 kg	29 kg	35 kg	54%
Leber: Klein, verhältnismäßig blutreich, stark braun. Stark fadenziehende klare Galle	1721 g	920 g	801 g	46,5%
Herz: Klein, Fett völlig geschwunden. Muskel leicht bräunlich	320 g	170 g	150 g	47%
Nieren: Klein, feucht, gut durchblutet	307 g	188 g	119 g	38,7%
Gehirn	—	—	—	—

Fortsetzung nebenstehend.

	Normal-gewicht	Gefundenes Gewicht	Absolute Gewichtsabnahme	Prozentuale Gewichtsabnahme
Milz: Klein, zäh	150 g	84 g	66 g	44%
Pankreas: Klein, zäh	96 g	42 g	54 g	58%
Schilddrüse: Klein, gallerthaltig	34 g	18 g	16 g	47%
Nebennieren: Ziemlich klein, Rinde gleichmäßig fetthaltig. Innenzone pigmentiert. Mark gehörig	11,6 g	9 g	2,6 g	22,4%
Hoden	46 g	27 g	19 g	41,2%

S.-Nr. 164/1919.   Gruppe II:

Diagnose: Schwere chronische Ruhr mit Schrumpfung und Colitis cystica des absteigenden Dickdarmes. Periproktitis durch Perforation über dem After. Katarrh des übrigen Dickdarmes. Allgemeine schwerste Abzehrung. Geringfügige rezidivierende Lungentuberkulose. Tuberkulöse frische trockene rechtsseitige Pleuritis. Hochgradige braune Atrophie des Myokards. Braune Atrophie und Stauung der Leber. Starke Hämosiderose und Sklerose der Milz. Tuberkulöse Phthise des oberen Poles der rechten Niere. Stauung und kachektische Atrophie der übrigen Niere. Durchbruch nach dem Nierenlager. Große quere Magennarbe.

Aus dem Sektionsprotokoll: Äußerst abgemagert. Leib kahnförmig eingezogen, Muskulatur weitgehend geschwunden. Netz völlig fettarm.

Alter: 34 Jahre.   Größe: 1,68 m.

	Normal-gewicht	Gefundenes Gewicht	Absolute Gewichtsabnahme	Prozentuale Gewichtsabnahme
Körpergewicht	67,6 kg	30 kg	37,6 kg	55,6%
Leber: Braun, blutreich, Galle stark fadenziehend	1818 g	980 g	838 g	46%
Herz: Trübe, braun, Herzfett vollständig geschwunden	338 g	160 g	178 g	52,6%
Nieren: Siehe Diagnose	—	—	—	—
Gehirn: Feuchtigkeit etwas vermehrt	1405 g	1340 g	65 g	4,6%
Milz: siehe Diagnose	150 g	95 g	55 g	36,6%
Pankreas: Schlaff, von mittlerem Blutgehalt	101 g	54 g	47 g	46,5%
Schilddrüse: Mittelgroß, bleich	34 g	16 g	18 g	52,9%
Nebennieren: Ziemlich groß, Rinde fleckig und mäßig fetthaltig. Pigmentzone frei, deutlich gefärbt, Mark grau	11,6 g	10 g	1,6 g	13,8%
Hoden: Klein, weich	46 g	18 g	28 g.	60,8%

S.-Nr. 514/1919.   Gruppe II:

Diagnose: Schwere chronische geschwürige Ruhr des ganzen Dickdarms, mit Ausnahme des Mastdarmes. Starker chronischer Magen-Dünndarmkatarrh. Allgemeine Abzehrung. Mäßige Anämie. Braune Degeneration und kachektische Verfettung der Leber. Braune Entartung des Myokards. Atrophie der Milz. Ödem des Gehirns. Fettgewebsnekrose im Pankreas. Marantische Thromben im linken Unterlappen. Residuen von Endokarditis der Mitralis- und Aortenklappen.

134   M. Krieger: Über die Atrophie der menschlichen Organe bei Inanition.

Aus dem Sektionsprotokoll: Muskulatur gering. Ernährungszustand sehr mäßig. Bauchdecken und Netz wenig fetthaltig.

Alter: 52 Jahre. Größe: 1,67 m.

	Normales Gewicht	Gefundenes Gewicht	Absolute Gewichtsabnahme	Prozentuale
Körpergewicht, abzgl. 3 kg Erguß	66,4 kg	43 kg	23,4 kg	35,2%
Leber: Etwas zu klein, gelblichbraun, deutliche Zeichnung	1786 g	1250 g	536 g	30%
Herz: Sehr klein, dunkelbraun, siehe Diagnose	332 g	200 g	132 g	39,7%
Nieren: Gehörig, Blutgehalt etwas vermehrt	319 g	196 g	123 g	38,5%
Gehirn: Etwas feucht, Blutgehalt wenig herabgesetzt	1405 g	1340 g	65 g	4,6%
Milz: Klein, dunkelrot, Kapsel runzelig	150 g	76 g	74 g	49,3%
Pankreas: Derb, feinkörnig, siehe Diagnose	—	—	—	—
Schilddrüse	—	—	—	—
Nebennieren: Rinde mäßig fleckig, fetthaltig, Mark gehörig	—	—	—	—
Hoden: Graurosa, Samenkanälchen ausziehbar	—	—	—	—
Prostata: Gehörig	—	—	—	—

Literaturverzeichnis.

Biedl, Innere Sekretion, 3. Aufl. — Fritze, Über Megalencephalie. Inaug.-Dissertation, Jena 1919. — Gärtner, Diätetische Entfettungskuren, Leipzig 1913. — v. Gierke, Drüsen mit innerer Sekretion. Aus Aschoff, Pathologische Anatomie. — Landau, Die Nebennierenrinde. Jena 1915. — Lipschütz, Zur allgemeinen Physiologie des Hungers, Sammlung Vieweg. Heft 26. — Luciani, Das Hungern. 1890. Übersetzt von Fränkel. — Marchand, Über das Hirngewicht des Menschen. Abhandlungen der kgl. sächs. Ges. d. Wissenschaft 46, 1902. — Matiegka, Bedeutung des Hirngewichtes beim Menschen. Arbeiten aus anatomischen Instituten 1903, Heft 73. — Mönckeberg, Atrophie, Handbuch der allgemeinen Pathologie von Krehl und Marchand. — Mühlmann, Zentralbl. f. allg. Pathol. 1899. Referat aus der russischen Literatur über die Pathologie des Hungerns. — Müller, W., Die Massenverhältnisse des menschlichen Herzens 1883. — Oberndorfer, Pathologisch-anatomische Erfahrungen über innere Krankheiten im Felde. Münch. med. Wochenschr. 1918, Nr. 43. — Oeder, Gärtnersche Normalgewichtstabelle. Berlin. klin. Wochenschr. 42. 1915. — Petersilie, Hypophysengewicht beim Mann und seine Beziehungen. Inaug.-Diss. Jena 1920. — Rössle, Bedeutung und Ergebnisse der Kriegspathologie. Jahreskurse für ärztliche Fortbildung. Januarheft 1919. — Scheel, Über Nebennieren. V. A. 192, 1908. Zit. nach Biedl. — Simmonds, Männlicher Geschlechtsapparat aus Aschoff, Pathologische Anatomie. — Schmauß-Herxheimer, Grundriß der Pathologischen Anatomie. — Schridde, Die blutbereitenden Organe. Aus Aschoff, Pathol. Anatomie. — Vierordt, Daten und Tabellen für Mediziner. 1906.

Verlag von Julius Springer in Berlin W 9

Konstitution und Vererbung
in ihren Beziehungen zur Pathologie

Von

Professor Dr. Friedrich Martius
Geheimer Medizinalrat, Direktor der Medizinischen Klinik an der Universität Rostock

Mit 13 Textabbildungen

Preis M. 12.— (und Teuerungszuschläge)

(Bildet einen Band des Allgemeinen Teiles der **„Enzyklopädie der klinischen Medizin"**, herausgegeben von L. Langstein-Berlin, C. von Noorden-Frankfurt a. M., C. von Pirquet-Wien, A. Schittenhelm-Königsberg i. Pr.)

Inhaltsverzeichnis:

Erstes Kapitel.

Historisch-kritische Einführung in das Konstitutionsproblem: 1. Die klassische Hippokratisch-Galenische Medizin und ihr Verhältnis zur Konstitutionspathologie. — 2. Die medizinischen Systembildungen und ihr Verhältnis zur Konstitutionspathologie. — 3. Äußere und innere Krankheitsursachen. — 4. Die Bakteriologie und ihr Verhältnis zur Konstitutionsfrage. — 5. Konstitutionspathologie und Kausalproblem. — 6. Die prinzipielle Anerkennung des konstitutionellen Gedankens.

Zweites Kapitel.

Sachliche Analyse des Konstitutionsbegriffes: 1. Konstitutionsanomalien oder konstitutionelle Krankheiten? a) Einleitung; b) Der bis jetzt herrschende Konstitutionsbegriff; c) Erworbener Konstitutionalismus (Syphilismus, Jodismus, Bromismus, Alkoholismus usw.); d) Angeborener Konstitutionalismus; e) Zusammenfassender Rückblick. — 2. Die Behandlung konstitutioneller Probleme in der heutigen Wissenschaft (Stiller, Mathes). — 3. Die klinische Diathesenlehre auf dem Kongreß für innere Medizin 1911. — 4. Das Entartungsproblem (Artgemäßheit [Typus] und Abart). — 5. Die sachliche Begründung der pathogenetischen Konstitutionslehre: a) Auf pathologisch-anatomischem Wege (Beneke, Bartel); b) Durch die Funktionsprüfung (Rosenbach, Kraus); c) Durch klinische Sonderforschung: Konstitutionelle Albuminurie, Konstitutionelle Glykosurie, Konstitutionelle Achylie.

Drittes Kapitel.

Pathogenetische Vererbungslehre: 1. Einführung in das Problem der medizinischen Vererbungslehre: a) Umgrenzung der Aufgabe; b) Das Verhältnis der Pathogenese zur „experimentellen" Vererbungslehre; c) Das Verhältnis der Pathogenese zum „Neolamarkismus"; d) Pathogenese und Genealogie; e) Der Galtonismus und die Begriffskonstruktionen Johannsens. — 2. Die zytologische Grundlage der pathogenetischen Vererbungslehre. — 3. Der Mendelismus. — 4. Genealogische Vererbungslehre: a) Einleitung; b) Genealogische Grundbegriffe; c) Das Prinzip des Ahnenverlustes; d) Der Familienbegriff.

Viertes Kapitel.

Übersicht der pathogenetisch wichtigen Konstitutionsanomalien blastogener Herkunft: 1. Begriffsbestimmung. Varietäten und Mißbildungen. — 2. Versuch einer Gruppenbildung der blastogenen Konstitutionsanomalien: I. Erbliche Plus-Varianten (Polydaktylie, Polymastie; II. Erbliche Minus-Varianten (Daltonismus); III. Erbliche Dysvarianten (Hämophilie usw.); IV. Artabweichungen mit zeitlicher Bindung ihres Auftretens (Chlorose, Otosklerose, Myopie usw.); V. Normale Bildungen mit mangelnder Lebensenergie (Abiotrophie, Gowers; Aufbrauchkrankheiten, Edinger usw.); VI. Krankheiten auf konstitutionellem Boden mit obligater exogener Auslösung (Infektionskrankheiten).

Schluß. — Autorenregister. — Sachregister.

MIX
Papier aus verantwortungsvollen Quellen
Paper from responsible sources
FSC® C105338

If you have any concerns about our products,
you can contact us on
ProductSafety@springernature.com

In case Publisher is established outside the EU,
the EU authorized representative is:
**Springer Nature Customer Service Center GmbH
Europaplatz 3, 69115 Heidelberg, Germany**

Printed by Libri Plureos GmbH
in Hamburg, Germany